Die heilende Kraft der Bach-Blüten

Ursula Schöber

DIE HEILENDE KRAFT
DER BACH-BLÜTEN

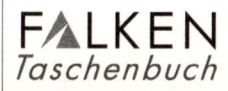

Im FALKEN Verlag sind zahlreiche Titel zur ganzheitlichen Gesundheit erschienen.
Sie sind überall dort erhältlich, wo es Bücher gibt.

Sie finden uns im Internet: **www.falken.de**

Der Text dieses Buches entspricht den Regeln der neuen deutschen Rechtschreibung.

Dieses Buch wurde auf chlorfrei gebleichtem
und säurefreiem Papier gedruckt.

Originalausgabe
ISBN 3 635 60584 0

© 2000 by FALKEN Verlag, 65527 Niedernhausen/Ts.
Die Verwertung der Texte und Bilder, auch auszugsweise, ist ohne Zustimmung des
Verlags urheberrechtswidrig und strafbar. Dies gilt auch für Vervielfältigungen, Über-
setzungen, Mikroverfilmung und für die Verarbeitung mit elektronischen Systemen.

Umschlaggestaltung: Kraxenberger KommunikationsHaus GmbH, München
Redaktion: dm druckmedien, München/Sabine Weeke
Herstellung: dm druckmedien, München/Petra Becker
Satz: dm druckmedien, München
Druck: Freiburger Graphische Betriebe GmbH, Freiburg

Die Ratschläge in diesem Buch sind von der Autorin und dem Verlag sorgfältig erwo-
gen und geprüft, dennoch kann eine Garantie nicht übernommen werden. Eine Haf-
tung der Autorin bzw. des Verlags und seiner Beauftragten für Personen-, Sach- und
Vermögensschäden ist ausgeschlossen.

003890297X
817 2635 4453 6271

Inhalt

Vorwort

Wir leben in einer Zeit des Fortschritts und der Technik, in einer Zeit, in der die Medizin solch außerordentliche Höhenflüge erreicht hat, dass fast nichts mehr unmöglich scheint.

Gleichzeitig nehmen aber so genannte Zivilisationserkrankungen zu, die oft als „Bagatellbeschwerden" anfangen und sich zu schweren Symptomen verfestigen. Und gerade in diesem Bereich, zu dem u. a. Allergien, Kopfschmerzen oder Migräne zählen, ist die klassische Schulmedizin meist hilflos: Sie verordnet chemische Mittel, die eine kurzfristige Linderung verschaffen, aber keine dauerhafte Heilung; die Symptome kehren immer wieder zurück.

Kein Wunder, dass sich immer mehr Kranke von der Schulmedizin als reiner Bekämpfung körperlicher Symptome abwenden und alternative Heilverfahren ausprobieren, die den Menschen als Einheit betrachten, als Lebewesen mit Gefühl und Geist, und die deshalb oft ganz andere Ansatzpunkte für eine Therapie finden. Die Alternativmedizin, und das gilt auch für die Bach-Blüten-Therapie, erzielt durch diesen grundsätzlich anderen Ansatz mit einfach erscheinenden Mitteln vielfach unerwartete und dauerhafte Erfolge, gerade auch in Fällen, wo bereits sehr lange schulmedizinisch „herumgedoktert" wurde.

Dieses Buch wendet sich vor allem an Menschen, die Edward Bachs Therapie der Blüten kennen lernen und ausprobieren wollen. Es erläutert deshalb in leicht verständlicher Form alle wichtigen Aspekte der Theorie und Praxis der Bach-Blüten. Damit das Dargestellte auch wirklich anschaulich wird, sind, wo es nur ging, Beispiele aus der Praxis zur Wirkung der Pflanzenessenzen integriert. Vorkenntnisse aus den Bereichen Medizin oder Psychologie sind nicht notwendig, um die Bach-Blüten mithilfe dieses Buches anzuwenden.

Und wer keine Zeit oder keine Lust hat, das Buch ganz zu lesen, kann sich auch direkt den praktischen Kapiteln zuwenden, die für ihn im Moment wichtig sind. Fragebögen helfen dabei, den Zustand des Betroffenen zu analysieren und die richtigen Blüten herauszufinden. Ein ausführliches Verzeichnis führt am Schluss des Buches in alphabetischer Reihenfolge die wichtigsten Krankheitssymptome mit entsprechend wirksamen Bach-Blüten auf. Wer dort im „Schnelldurchgang" nachgeschlagen hat, kann sich in den ausführlichen Blütenporträts ein genaues Bild von „seinen" Essenzen machen. Im Blütentagebuch werden die Symptome, die angewandten Blüten und die Veränderungen notiert. So wird die Auseinandersetzung mit dem Entwicklungsprozess gefördert und auch geringfügige Wandlungen fallen eher auf.

Bei dieser „eiligen" Vorgehensweise tauchen meist Fragen nach den Hintergründen auf, das heißt umgekehrt, wer zuerst die Kapitel über Entstehung, Wirkung und Anwendung der Bach-Blüten-Therapie liest, hat ein tieferes Verständnis und Gefühl für das „Wesen" der Pflanzen bei der praktischen Nutzung.

Da Bach-Blüten gerade bei Babys und Kindern, aber auch bei Haustieren und Pflanzen große Erfolge erzielen, wird die Anwendung der Substanzen auch in diesen Bereichen dargestellt.

Jeder, der Bach-Blüten einsetzen will, sollte sich unbedingt über Folgendes im Klaren sein: Die Bach-Blüten-Therapie ist sehr einfach in ihrer Anwendung, sie „funktioniert" jedoch keinesfalls von ganz allein. Sie setzt eine genaue und vor allem ehrliche Selbsterforschung voraus, denn nur so ist es möglich, diejenigen Charakterzüge zu finden, die sich nicht im Gleichgewicht befinden und mit den Blüten behandelt werden müssen. Selbsterkenntnis ist immer mühsam und oft auch schmerzhaft. Wer dazu bereit ist, wird in jedem Fall etwas für sich gewinnen, wenn es vielleicht auch nicht immer das ist, worauf er gehofft hat: Bei der Auseinandersetzung mit dem eigenen Wesen lernen wir uns selbst besser kennen, wir finden Eigenschaften, die wir vorher nie berücksichtigt haben und nun fördern können, wir stellen fest, dass wir manche Charakterzüge überbewertet, andere, meist die negativ beurteilten, unterdrückt haben. Durch eine umfassendere Kenntnis des eigenen Wesen können wir auch andere Menschen besser verstehen und auf sie eingehen. Zum Schluss soll noch ausdrücklich darauf hingewiesen werden, dass Bach-Blüten bei schweren oder akuten Krankheiten einen Besuch beim Arzt nicht ersetzen können und sollen. Außerdem ist die Beschäftigung mit Bach-Blüten ein so umfassendes Thema, dass es ein ganzes Leben dauern kann, bis ein wirklich tieferes Verständnis und eine umfassende Erfahrung erreicht sind. Dieses Buch kann nur einen schnellen, praxisnahen Überblick vermitteln und zu einer weiteren Auseinandersetzung mit den Bach-Blüten anregen.

Danksagung

Mein besonderer Dank gilt der Heilpraktikerin Michaela Papior-Geiß aus Waltrop. Sie hat mich mit Rat und Tat bei dem Verfassen dieses Buches unterstützt und viel Zeit geopfert, um das Manuskript inhaltlich zu prüfen. Die praktischen Beispiele in diesem Buch stammen fast alle aus dem reichhaltigen Erfahrungsschatz ihrer Naturheilpraxis, in der die Therapie mit Bach-Blüten einen wichtigen Stellenwert einnimmt.

Außerdem danke ich dem Tierheilpraktiker Fritz Klaus Dörre, aus dessen Gevelsberger Praxis die Tierbeispiele stammen, und meiner Freundin Elke Eßmann.

Gesundheit und Krankheit

Ein Leben für eine einfache Heilmethode:
Edward Bach

In der Nähe von Birmingham kam Edward Bach am 24. September 1886 auf die Welt. Im Alter von 16 Jahren trat er, wie es sich für einen Unternehmersohn gehört, in die Firma seines Vaters, eines Messingfabrikanten, ein. Doch statt weiter seine von den Eltern vorgezeichnete berufliche Laufbahn zu verfolgen und in die Fußstapfen des Vaters hineinzuwachsen, folgte er seinem inneren Ruf, Menschen zu heilen, und begann vier Jahre später an der Universität von London mit dem Medizinstudium.

1913 wurde Bach zum Unfallamtsarzt der Londoner Universitätsklinik ernannt, kurz darauf arbeitete er am National Temperance Hospital als Unfallchirurg. Diese Stelle gab er aus gesundheitlichen Gründen auf und machte sich in London selbstständig, forschte aber weiter im Labor der Universitätsklinik. Bereits während seiner Anstellung am Krankenhaus befasste sich Edward Bach mit Heilmethoden, die nicht an der Universität gelehrt wurden, weil er die Schulmedizin als unzureichend empfand. Dabei lernte er auch die Schriften von Paracelsus und Hahnemann kennen, die davon ausgingen, dass eine Krankheit nicht losgelöst vom Patienten und seinem Leben betrachtet werden darf. – Samuel Hahnemann (1755 – 1843) gilt heute als Begründer der Homöopathie. – Diese Bestätigung seiner eigenen Meinungen spornte Bach an, selbst eine effektive Heilmethode zu suchen. Bei seiner ärztlichen Tätigkeit war ihm aufgefallen, dass Patienten auf die gleichen Krankheitsbilder mit ganz unterschiedlichen Gemütszuständen reagierten. Daraus folgerte er, dass die extremen Gemütszustände die eigentliche Ursache für die Krankheit sein müssten und nicht umgekehrt und dass demzufolge die Seelenlage und nicht die Krankheitssymptome bekämpft werden müssten, denn dann würde bei entsprechender Besserung des Gemüts die Krankheit von selbst verschwinden. Den ersten Durchbruch erzielte er, als ihm auffiel, dass bei einigen Krankheiten ganz bestimmte Bakterien im Darm in außergewöhnlich großer Anzahl vorkommen. Er stellte aus den auffällig häufigen Bakterien Impfstoffe her, die selbst chronische Erkrankungen heilten. Durch Verdünnung potenzierte er die Stoffe nach homöopathischen Verfahren und erzielte noch bessere Heilerfolge. Er fand insgesamt sieben Impfstoffe, die bis heute in der Homöopathie unter dem Namen Bach-Nosoden verwandt werden. – Nosoden sind aus krankhaften Körperprodukten homöopathisch hergestellte und in höheren Verdünnungen (Potenzen) zur Behandlung der gleichen Krankheit angewandte Arzneien. – Im Laufe der Zeit stellte er fest, dass es auch nur sieben übergeordnete negative Gefühlslagen sind, die zur Krankheitsentstehung führen: Angst, Unsicherheit, zu wenig Interesse an der Gegenwart, Einsamkeit, Überempfindlichkeit gegenüber äußeren Einflüssen, Mutlosigkeit und übertriebene Fürsorge. Diese sieben Zustände wollte er behandeln, und zwar möglichst mit Mitteln, die direkt aus der Natur stammen: „Ich wünschte, es wäre uns möglich, sieben Kräuter anstelle von sieben Bakteriengruppen anzubieten", klagte er.

1928 fand Bach in Wales, geführt von Intuition und unterstützt durch Selbstversuche und sein großes Wissen um die menschliche Gesundheit, mit Impatiens und Mimulus die ersten seiner Blüten. Fünf Jahre später hatte er „zwölf Heiler" entdeckt. Seine gut gehende Londoner Praxis hatte er bereits 1930 aufgegeben, um nach Wales zu ziehen und sich ausschließlich der Heilung mit Blüten zu widmen. Alle anderen Heilmethoden wandte er nicht mehr an. Bis 1936 hatte Bach 37 Pflanzen und das Quellwasser entdeckt, mit denen er alle negativ ausgeprägten psychischen Zustände heilen konnte. Bei seiner Suche hatte er sich nach eigener Aussage auf die „höheren" Pflanzen konzentriert, in denen er stärkere Heilkräfte vermutete. Interessanterweise ist unter den Pflanzen keine einzige Nutzpflanze und nur vereinzelt eine klassische Heilpflanze, dafür sehr viele Baumarten sowie Gewächse, die heute oft zum „Unkraut" gerechnet werden. Sein Wissen um die Blüten legte Bach in den beiden Büchern „Heal Thyself" (Heile Dich selbst) und „The 12 Healers and other Remedies" (Die zwölf Heiler und andere Heilmittel) nieder: Sie enthalten alles, was man wissen muss, um die Blüten richtig einzusetzen. Bachs Vision war es, dass irgendwann jeder Mensch die Blütenessenzen im Hause hat und bei Bedarf selbst anwendet. Da Edward Bach von der Grundüberzeugung ausging, „alles in der Natur ist einfach", sah er es als seine Lebensaufgabe an, eine einfache Heilmethode zu entwickeln. Bach starb am 27. November 1936 im Alter von fünfzig Jahren.

Der Mensch als Einheit

Was ist Krankheit? Besser sollte man vielleicht fragen: Was ist Gesundheit? Fragt man einen Schulmediziner, wird die Antwort sein: „Gesund ist der Mensch, wenn er keine Krankheitssymptome oder -beschwerden aufweist." Da die klassische Schulmedizin in erster Linie Symptome bekämpft, ist diese Antwort nahe liegend, aber auch sehr kurzsichtig. Denn fragt man zehn symptomfreie, also nach schulmedizinischer Sicht „gesunde" Menschen, wie es ihnen geht, und bittet um eine ehrliche Antwort, wird nur ein kleiner Teil antworten: „Es geht mir gut." Die anderen werden sagen: „Es könnte besser sein", „Ich fühle mich schlapp", „Ich bin so nervös", „Ich bin zu dick." Umgekehrt kann es durchaus sein, dass jemand mit Fieber und Halsschmerzen – mit eindeutigen Krankheitssymptomen – im Bett liegt und sagt, „es geht mir gut" (vielleicht, weil er sich endlich richtig ausruhen kann, keine Entscheidungen treffen muss, bemuttert wird ...). Diese Beispiele zeigen, dass Gesundheit für die meisten Menschen mehr bedeutet als die reine Abwesenheit von Krankheitssymptomen. Gesundheit ist gekoppelt an unseren seelischen Zustand, der im optimalen Fall ausgeglichen ist, dann fühlen wir uns subjektiv „gut" und wirken auch nach außen, auf andere Menschen, so. Auch Dr. Edward Bach ging davon aus, dass Gesundheit mit der Harmonie von Körper, Seele und Geist gleichzusetzen ist, dass wahre Gesundheit nur besteht, wenn diese drei Bereiche miteinander im Einklang stehen. Entsprechend ist Krankheit das äußere Zeichen eines disharmonischen Zustandes. Laut Bach ist Krankheit

„weder Grausamkeit noch Strafe, sondern einzig und allein ein Korrektiv, ein Werkzeug, dessen sich unsere eigene Seele bedient, um uns auf unsere Fehler hinzuweisen." Wie viele andere ging auch Bach davon aus, dass jeder Mensch eine Vielzahl von Charaktereigenschaften hat, die sich im Laufe des Lebens mehr oder weniger ausprägen und die Persönlichkeit ausmachen. Dabei sind alle Eigenschaften zunächst völlig wertfrei zu sehen. Sie haben grundsätzlich alle ihre Daseinsberechtigung als Mittel zum Überleben, denn die Natur schafft nichts Überflüssiges. Erst durch Erziehung, besondere Erlebnisse, den Einfluss anderer oder eigene Entscheidungen werden manche Eigenschaften besonders gefördert, andere unterdrückt, sodass sich das Verhältnis der einzelnen Segmente untereinander zeitweise nicht mehr im Einklang befindet. Dies geschieht in jedem Leben immer wieder und ist ein ganz normaler Ablauf, denn auf dem Wege zur Selbstverwirklichung verändern wir uns stetig und geraten immer einmal aus dem Gleichgewicht. Dieses wird dann auf einer anderen Ebene mit neuen Schwerpunkten wieder hergestellt, die Persönlichkeit hat sich leicht gewandelt und weiter entwickelt. Wenn wir die Phasen des Ungleichgewichts und der Disharmonie erkennen und rechtzeitig gegensteuern, werden psychische Irritationen bald aufgelöst, und es kommt gar nicht erst zur Krankheit. Genauso ist es wichtig, anzuerkennen, dass jeder Mensch positive und negative Seiten hat. Es kommt darauf an, das Negative zu erkennen, um dann mit ihm richtig umgehen und es in akzeptable Bahnen lenken zu können. Es zu unterdrücken wäre ein Fehler, weil irgendwann sicher die Situation kommt, in der sich das Negative seinen Weg nach draußen sucht, und oft mit einem lauten „Knall". Wie bei einem großen Orchester die einzelnen Instrumente immer wieder aufeinander abgestimmt werden müssen, müssen auch die Eigenschaften der Persönlichkeit immer wieder in Übereinstimmung gebracht werden. Und genau wie die Konzerte des Orchesters jeden Abend eine Nuance unterschiedlich klingen, reagiert auch der Mensch nie gleich.

Krankheitssymptome weisen also auf Probleme in der Persönlichkeitsentwicklung hin, auf blockierte oder zu stark ausgeprägte Charakterzüge, die der Betroffene bisher immer ignoriert oder entschuldigt hat („So bin ich eben") und die sich so sehr verfestigt haben, dass sie in

Form eines Symptoms auf sich aufmerksam machen. Wer bereit ist, diese holistische, also ganzheitliche Betrachtung anzuerkennen, für denjenigen sind Krankheitssymptome Zeichen, sich mit seinem Leben auseinander zu setzen und Änderungen herbeizuführen. Wer es gewohnt ist, sich kritisch mit sich selbst zu beschäftigen, entwickelt eine große Sensibilität für die Prozesse, die zwischen Seele, Geist und Körper ablaufen. Er erkennt Spannungen eher als der Ungeübte und wird sich bemühen, das Gleichgewicht wieder herzustellen. So kann vor allem den psychosomatischen Krankheiten vorgebeugt werden.

Wie wirken Bach-Blüten?

Konfrontation mit Kritikern

Wer sich mit Bach-Blüten beschäftigt, wird mit Sicherheit früher oder später mit einer der folgenden Fragen konfrontiert: Was passiert mit dem Menschen, wenn er Bach-Blüten nimmt? Was im Körper wird beeinflusst? Ist die Wirkung wissenschaftlich erwiesen? Ist sie nicht nur eine Frage des Glaubens? Beruht sie nur auf dem Placebo-Effekt? Tatsächlich erscheint die Behauptung zunächst unglaubwürdig, dass nur 38 Blütenessenzen in stark verdünnter Form in der Lage sein sollen, Beschwerden zu heilen, unter denen die Betroffenen vielleicht schon seit Jahren leiden. Der Einwand, „das ist doch alles Quatsch," ist am leichtesten von der Hand zu weisen. Denn es gibt Hunderte und Tausende von Fällen aus der Praxis, die die erfolgreiche Wirkung der Bach-Blüten unter Beweis stellen. Bei den ausführlichen Porträts der einzelnen Blüten werden solche Beispiele immer wieder zur Veranschaulichung beschrieben. Der erfolgreiche Einsatz von Bach-Blüten bei Babys und Kleinkindern sowie Haustieren und Pflanzen ist ein Beleg dafür, dass die positiven Folgen nicht darauf beruhen, dass der Patient an die Blüten glaubt. Denn dieser so genannte Placebo-Effekt greift nur bei Menschen, die eine gewisse Bewusstseinsstufe erreicht haben, also etwa ab zwei Jahren. – Dass der Glaube Berge versetzen und deshalb gerade bei Erwachsenen zur besseren Wirksamkeit der Blüten beitragen kann, soll jedoch nicht bestritten werden. Im Gegenteil: Dieses Resultat ist, genau wie in der Schulmedizin, sogar erwünscht. Denn warum sollten wir eine Kraft wie diesen Glauben ablehnen, wenn sie den Prozess der positiven Veränderung und Heilung unterstützen kann?

Genauso einfach lassen sich Bedenken bezüglich der geringen benötigten Menge von Bach-Blüten beseitigen. Hier genügt meist schon der Hinweis, welche außerordentlichen Effekte die Atomenergie hat, die auch auf dem Zusammenwirken kleinster Teilchen beruht. Ein sehr guter und passender Vergleich ist der mit einem chemischen Katalysator, also einem Stoff, der bereits in sehr geringen Mengen chemische Reaktionen verändert. Denn tatsächlich wirken Bach-Blüten wie ein Katalysator bei den menschlichen Veränderungsprozessen: Sie lösen bestimmte Reaktionen aus oder beschleunigen sie.

Energie und Schwingungen als Basis

An dieser Stelle beginnt die Auseinandersetzung mit dem zugrunde liegenden Konzept. Dr. Bach ging davon aus, dass alles im Universum aus Energie und damit aus Schwingungen besteht. Ein Konzept, das inzwischen von der Biophysik bestätigt wurde. Jeder Mensch, jedes Tier und jede Pflanze hat sein bzw. ihr eigenes Energiefeld. Besonders sensible Menschen konnten dies schon immer als so genannte Aura wahrnehmen, während die Wissenschaft bisher noch vergeblich versucht, diese feinsten Energien und Schwingungen zu messen. Bis jetzt konnte noch kein so empfindliches technisches Gerät entwickelt werden. Allerdings gelingt es inzwischen mithilfe der Kirlianfotografie, die Aura im Bild festzuhalten. Dazu wird Blütenessenz auf einen Spezialfilm gebracht, der in einer Testkammer einem Ionisierungsvorgang unterzogen wird. Der Film hält die dabei frei werdenden Lichtquanten fest, die wie ein Strahlenbild aussehen. Wird ein Mensch mit dieser Methode vor und nach dem Einsatz von Bach-Blüten fotografiert, zeigen sich auf den Fotos deutliche Unterschiede. Man kann also davon ausgehen, dass sich nicht nur subjektiv, sondern auch objektiv am Zustand des Fotografierten etwas durch die Bach-Blüten verändert hat.

Bach-Blüten wirken auf dieser skizzierten Ebene der Schwingungen, d. h. im feinstofflichen Bereich. Herkömmliche Arzneimittel zielen direkt auf den Körper und seine Abläufe, also auf den physischen oder grobstofflichen Bereich. Deshalb nützt es auch nichts, statt der Bach-Blütenessenzen die Blüten direkt zu essen. Die Blütenkörper würden nur auf die physischen Prozesse des menschlichen Körpers wirken – ähnlich wie die klassischen Heilpflanzen Kamille usw. –, nicht aber auf die energetische Ebene, die die feinstofflich wirkenden Essenzen erreichen. Bei einem ganzheitlich gesunden Menschen stehen laut Bach Körper, Seele und Geist miteinander in Einklang. Die Schwingungen und Energien des Menschen sind optimal aufeinander abgestimmt und bilden ein harmonisches Muster – wie ein Puzzle, bei dem alle Teile zueinander passen. Vielleicht wurde durch einen äußeren Einfluss eine Schwingung verstärkt oder geschwächt, ein Teil des Puzzles fehlt: Das Schwingungsmuster ist gestört, das Puzzlebild unvollständig. Der Betroffene nimmt nun die Bach-Blüte ein, die zu seiner Beschwerde, seiner Charakterschwäche, also zu seiner disharmonischen Schwingung passt. Was passiert? Die Energie der Bach-Blüte bildet eine Brücke zu der fehlgeleiteten Energie des Menschen, sie überlagert diese mit positiver Energie und leitet einen Prozess der Harmonisierung ein. Dies ist der schon erwähnte Katalysator-Effekt. Die negative Schwingung passt sich bei regelmäßiger Einnahme mit der Zeit der positiven Blütenenergie an, bis ein Einklang erreicht ist. Der Betroffene fühlt sich nun „beschwingt" und sieht den Anforderungen seines Lebens wieder gelassen entgegen. Die Wirkung der Bach-Blüten setzt also nicht bei den Krankheitssymptomen an, sondern bei den psychischen Ursachen.

Die richtige Bach-Blüte wirkt auf einen geschwächten Gemütszustand, der nichts anderes als blockierte Energie darstellt, wie ein passender Schlüssel im Schloss: Der Schlüssel öffnet die Tür, die Blüte löst die Blockade und setzt die Energie frei. Und genauso wie es bei der geöffneten Tür nichts nützt, den Schlüssel noch einmal hineinzustecken und in dieselbe Richtung zu drehen, ist es bei Bach-Blüten nicht notwendig, sie weiter zu nehmen, wenn sie ihre Wirkung getan haben.

Edward Bach umschrieb die Wirkung seiner Essenzen folgendermaßen:

„Bestimmte wild wachsende Blumen, Büsche und Bäume höherer Ordnung haben durch ihre hohe Schwingung die Kraft, unsere menschliche Schwingung zu erhöhen und unserer Kanäle für die Botschaften unseres spirituellen Selbst zu öffnen und unsere Persönlichkeit mit den Tugenden, die wir nötig haben, zu überfluten und dadurch die Mängel auszuwaschen, die unsere Leiden verursachen. Wie schöne Musik oder andere großartige, inspirierende Dinge sind sie in der Lage, unsere ganze Persönlichkeit zu erheben und unserer Seele näher zu bringen. Dadurch schenken sie uns Frieden und entbinden uns von unserem Leiden. Sie heilen nicht dadurch, dass sie die Krankheit direkt angreifen, sondern dadurch, dass sie unseren Körper mit den schönen Schwingungen unseres höheren Selbst durchfluten, in deren Gegenwart Krankheit hinwegschmilzt wie Schnee an der Sonne. Es gibt keine Heilung ohne eine Veränderung in der Lebenseinstellung, des Seelenfriedens und des inneren Glücksgefühls."

Herstellung der Essenzen

„Lasst Euch nicht durch die Einfachheit der Methode von ihrem Gebrauch abhalten, denn je weiter eure Forschungen voranschreiten, umso mehr wird sich euch die Einfachheit aller Schöpfung erschließen." Der gleiche Gedanke wie zuvor bei der Suche leitete Edward Bach auch bei der Herstellung seiner Heilmittel: Um die Energien, die Kräfte, der Natur möglichst vollständig zu bewahren, sollte auch das Herstellungsverfahren besonders natürlich und unkompliziert sein. Die Pflanze selbst sollte nicht in Mitleidenschaft gezogen, nicht verletzt oder getötet werden.

Zu Anfang stellte Bach seine Essenzen durch Zerreiben und Schütteln her. Er fand diese Vorgehensweisen aber noch nicht befriedigend und forschte weiter, bis er die Sonnenmethode und später die Kochmethode entdeckt hatte. Diese beiden Verfahren erschienen ihm am geeignetsten, die wesenseigenen Schwingungen der Blüten zu erhalten und für Heilverfahren nutzbar zu machen. Die Original-Bach-Blüten werden bis heute auf diese Art und Weise produziert.

Für beide Techniken werden die Bach-Blüten auf die gleiche Weise gesammelt: Bach ging davon aus, dass sich die Energie einer Pflanze in der voll geöffneten Blüte am stärksten konzentriert. Deshalb werden die Blüten vormittags, möglichst an einem sonnigen Tag, gesammelt. Sie sollen weit geöffnet sein, am besten in dem Stadium kurz vor dem Abfallen. Sie sollen von der menschlichen Berührung möglichst unversehrt und unbeeinflusst sein. Darum nehmen die Pflücker ein Blatt der Pflanze als Trennung von menschlicher Haut und Blüte zwischen Daumen und Zeigefinger. Damit so wenig Energie wie möglich verloren geht, werden die Blüten direkt nach dem Pflücken weiterverarbeitet.

Wie der Name schon sagt, ist die Sonnenmethode durch die Kraft dieses Himmelskörpers geprägt. In eine mit frischem Quellwasser gefüllte

Schale werden die Blüten gelegt. Meist sind es so viele, dass die Wasseroberfläche völlig bedeckt ist. Es gibt aber auch Pflanzen, bei denen weniger als zehn Blüten ausreichen wie Mimulus, die Gauklerblume, oder Gentian, der Bittere Enzian. Die Schüssel wird in das direkte Sonnenlicht gestellt, bis die Blüten welk sind. Das dauert etwa zwischen drei und sieben Stunden. In dieser Zeit geht das Wesen, die Essenz der Blüten, auf das Wasser über. Die Blüten werden dann aus dem Wasser gesammelt, es wird mit Alkohol (Brandy) haltbar gemacht und abgefüllt.

Während die Sonnenmethode vor allem bei Bäumen, Sträuchern und Büschen angewandt wird, die im späten Frühjahr oder Sommer blühen, wird die Kochmethode bei den so genannten Früh- und Spätblühern eingesetzt. Der Grund dafür ist nahe liegend: Die Kraft der Sonnenstrahlen ist in den ersten und letzten Wochen und Monaten des Jahres nicht stark genug, um eine befriedigende Übertragung der Energien der Blüte auf das Wasser zu erreichen. Folglich ersetzte Bach die Wärme der Sonne durch die Wärme des Feuers. Quellwasser und Blüten werden so lange gekocht, bis die Blüten verwelken. Dann wird die Flüssigkeit mehrmals gefiltert, mit Alkohol versetzt und abgefüllt.

Diese Bach-Blüten-Essenz ist unbegrenzt haltbar und liefert die Grundlage für die „stock bottles", die Vorratsflaschen. Die Original-Bach-Blüten aus Großbritannien werden bis heute nach diesen von Edward Bach erfundenen Verfahren hergestellt. Die benutzten Blüten werden nach wie vor nur von Wildpflanzen gepflückt und zwar an den Stellen, wo Bach sie fand. Da die Uressenz stark verdünnt wird, reichen die Pflanzen an diesen Stellen aus, obwohl die Blütensubstanzen in aller Herren Länder exportiert werden. Es gibt auf dem Markt auch Blütenessenzen aus anderen Staaten. Therapeuten mit jahrelanger Bach-Blüten-Erfahrung berichten jedoch, dass andere Blütenmittel nicht immer, aber oft schlechter oder gar nicht wirken. Woran das liegt, ist, wie die genaue Wirkungsweise der Bach-Blüten, ungeklärt. Dr. Bach selbst begründete seine ausschließliche Nutzung von Wildpflanzen so: Da eine gezüchtete Pflanze gehegt und gepflegt wird, muss sie sich nicht so mit den Gegebenheiten der Natur auseinander setzen wie eine Wildpflanze und besitzt deshalb auch nicht die gesamte Urkraft der Natur.

Nach dieser Erklärung der Herstellung von Bach-Blüten-Essenzen ist auch deutlich geworden, dass sich der Gebrauch des Wortes Essenz im Rahmen der Bach-Blüten-Therapie deutlich von der üblichen Nutzung des Wortes, wie in den Bereichen von Medizin oder Naturheilkunde, unterscheidet. In der Chemie ist eine Essenz eine konzentrierte Lösung, z. B. von Geschmacks- oder Duftstoffen (jeder kennt z. B. die Essigessenz). In der Phytotherapie (Pflanzenheilkunde) steht der Begriff für Presssäfte, die nach bestimmten Vorschriften aus frischen Pflanzen hergestellt werden. Im Zusammenhang mit Bach-Blüten wird Essenz in der ursprünglichen, geisteswissenschaftlich geprägten Wortbedeutung benutzt, abgeleitet vom lateinischen „essentia", zu Deutsch „Wesen", das wiederum vom lateinischen Verb „esse", „sein, existieren" hergeleitet ist. Und um nichts anderes geht es letztlich bei der Anwendung von Bach-Blüten.

Einfache Anwendung: Bezug, Zubereitung, Einnahme, Dosierung

Während Bach-Blüten in ihrem Ursprungsland Großbritannien sehr verbreitet und frei verkäuflich sind, erhält man sie in Deutschland und Österreich ausschließlich in der Apotheke, in der Schweiz außerdem auch in Drogerien. Da nach dem deutschen Arzneimittelgesetz Apotheker Bach-Blüten zwar mischen, aber nicht bevorraten dürfen, bestellt man eine Vorratsflasche, die „stock bottle", von jeder benötigten Essenz und mischt zu Hause selbst. Für Menschen, die Bach-Blüten regelmäßig und für unterschiedliche Zwecke anwenden, die also mehrere Blütenarten benötigen, lohnt sich die Anschaffung der ganzen Kollektion. Zumal die Tropfen nicht verderben, also praktisch das ganze Leben lang eingesetzt werden können. Skeptiker, die die Wirkung von Bach-Blüten erst einmal vorsichtig ausprobieren möchten, sind vermutlich zu Beginn mit dem Kauf einzelner Flaschen besser beraten. – Eine gründliche und vor allem ehrliche Diagnose sollte vorausgegangen sein, denn sonst ist es wahrscheinlich, dass der Kauf einzelner Blüten zum Fehlkauf wird. Denn bei einer falschen Auswahl der Blüten kann die angestrebte Wirkung nicht erzielt werden.

Vor der Einnahme müssen die Konzentrate aus den stock bottles verdünnt werden. Edward Bach nahm dafür reines Quellwasser, das heutzutage wohl nur den wenigsten zur Verfügung steht. Leitungswasser von guter Qualität und Mineralwasser ohne Kohlensäure eignen sich aber auch, nicht jedoch destilliertes Wasser. Denn das ist „totes" Wasser, das die Schwingungen der Bach-Blüten nicht mehr aufnehmen kann. Umgekehrt verhält es sich mit Heilwasser: Es ist ungeeignet, weil es meist so viele eigene Energien hat, die mit denen der Bach-Blüten kollidieren.

Die Mengenangaben zur Anzahl der Essenztropfen für eine Mischung schwanken in verschiedenen Büchern. Das ist nicht schlimm, denn ein etwas höherer oder niedrigerer Konzentratgehalt beeinflusst die Wirkung der Bach-Blüten nicht, weil sie sich, wie bereits erläutert, auf der feinstofflichen Ebene abspielt (vgl. Seite 13). Grundsätzlich gilt hier nicht (!!) das Motto „viel hilft viel". Aber es macht nichts aus, wenn aus Versehen ein Tropfen mehr in die Einnahmeflasche gerät oder die Mischung etwas „dünner" wird, weil das Wasser beim Einfüllen ins Fläschchen übergelaufen ist. – Eine solche „Vergeudung" der nicht ganz billigen Grundsubstanzen vermeiden Sie, wenn Sie die Tropfen zuletzt einfüllen.

Das übliche Mischungsverhältnis von Essenz und Wasser ist eins zu zehn. Ein 30 ml fassendes Pipetten- oder Tropffläschchen aus der Apotheke wird also in der Regel mit drei Tropfen von jeder ausgewählten Bach-Blüte und 30 ml Wasser gefüllt. Besteht die Einnahmemischung aus mehreren Blüten, werden von jeder Blüte die gleiche Anzahl Tropfen in die Flasche gegeben. Denn selbst, wenn nach der Diagnose ein unharmonischer Zustand verglichen mit anderen, besonders ausgeprägt erscheint, bringt eine differenzierte Blütenmenge kein anderes Ergebnis, weil Bach-Blüten ja nicht auf der physischen Grundlage der Menge wirken.

Man bewahrt die Einnahmeflasche bei Zimmertemperatur auf oder, wenn es heiß ist, im Kühlschrank. Häufigeren Temperaturschwankungen sollten die Einnahmetropfen nicht ausgesetzt werden. – Für die stock bottles genügt es, wenn sie bei Zimmertemperatur an einem schattigen Platz aufgehoben werden, wie die meisten schulmedizinischen Arzneien auch. Da ein Fläschchen meist nach ungefähr drei Wochen leer ist, kann bei dieser kurzen Zeitspanne auf eine Konservierung mit Alkohol verzichtet werden. – Soll ein leeres Einnahmefläschchen mit einer anderen Mischung befüllt werden, wird es ohne weitere Zusätze wie Seife oder Chemikalien mit heißem Wasser sorgfältig ausgespült. Wichtig ist, dass auch die Tropfvorrichtung gründlich gereinigt wird. Pipetten mehrmals mit heißem Wasser befüllen und ausdrücken! – In einem besonders warmen Sommer oder bei Reisen in heiße Regionen sollte Alkohol oder Obstessig als Konservierungsmittel (im Verhältnis 1:3) zugesetzt werden, weil das Wasser sonst faulig werden kann. Anders verhält es sich bei Mischungen, die nicht regelmäßig eingenommen werden wie Notfalltropfen. Zur besseren Haltbarkeit sollte in diesen Fällen Alkohol zugesetzt werden. Dazu werden Wasser und Alkohol im Verhältnis drei zu eins gemischt, also ein Teil Alkohol und drei Teile Wasser. Mit dieser Lösung werden dann die benötigten Blütentropfen auf 30 ml aufgefüllt. Bach setzte seinen Tropfen immer Brandy zu. Stattdessen kann auch jeder andere möglichst reine Alkohol bis 45% genutzt werden. Wer auf Alkohol lieber verzichten möchte, weil die Mischung für ein Kind oder einen Alkoholkranken bestimmt ist, kann auch Weingeist oder Obstessig zusetzen. Aber selbst bei alkoholkonservierten Tropfen ist der Alkoholgehalt nicht mehr messbar, wenn sie nach der Wasserglasmethode eingenommen werden. Womit wir auf die Frage nach der Einnahmeform der Bach-Blüten kommen. Bei der eben erwähnten Wasserglasmethode werden 15 Tropfen der Mischung in ein Glas mit Wasser, Saft – bei Kindern sehr beliebt – oder Tee gegeben, das über den Tag verteilt getrunken wird. Vor allem bei akuten Fällen, wie Nervosität vor einer Prüfung, ist diese Form des Einnehmens sehr wirksam. Denn die kontinuierliche Einnahme über einen Zeitraum von mehreren Stunden verstärkt die ausgleichende Wirkung der Tropfen.

Üblicherweise werden die Tropfen aber direkt eingenommen. Sie werden unmittelbar auf, oder noch besser, unter die Zunge geträufelt und vor dem Schlucken einen Augenblick im Mund behalten. So entfalten sie ihre Eigenschaften intensiver.

Die Dosierung beträgt normalerweise vier mal vier Tropfen, die wie folgt eingenommen werden: morgens auf nüchternen Magen, mittags und am späten Nachmittag vor dem Essen sowie abends vorm Schlafengehen. Bei aktuellen Problemen kann die Häufigkeit der Einnahme bis zu einem Abstand von zehn Minuten, und damit auch die Tagesdosis, ohne Bedenken deutlich erhöht werden. Auch eine Reduzierung auf nur zwei- oder dreimal am Tag ist möglich. Sie ist dann angezeigt, wenn der Betroffene außergewöhnlich heftig auf die Standarddosierung reagiert, oder bei langwierigen Zuständen.

Grundsätzlich gilt für die Einnahme Edward Bachs Hinweis darauf, dass es sich mit den Bach-Blüten verhalte wie mit dem Essen oder Trinken: Wer Hunger hat, sollte essen, wer Durst hat, sollte trinken, wer aktuell unter einer charakterlichen Schwäche leidet, sollte Bach-Blüten einnehmen.

Manche Therapeuten raten, die Einnahmetropfen ständig bei sich zu führen, d. h. in der Nähe des Körpers, weil vermutlich der permanente Kontakt der Schwingungen des Menschen mit den Energien der Bach-Blüten deren Wirksamkeit erhöht. Es gibt auch viele positive Berichte von einem guten Erfolg der Blüten, wenn eine neue Mischung in den ersten zwei bis drei Tagen über Nacht an das Kopfende des Bettes gestellt wird.

Darüber hinaus gibt es noch andere Formen, Bach-Blüten einzusetzen, und zwar als Salbe, als Umschlag, als Bad oder direkt auf die Haut. Vor allem Rescue wird besonders gern als Salbe eingesetzt, weil sie unmittelbar auf betroffene Körperteile gerieben werden kann (Näheres dazu ab Seite 120). Bei Ausschlägen oder bei verletzten Tieren sind auch Umschläge zusätzlich zur Einnahme von Tropfen gut geeignet. Dazu taucht man ein Baumwolltuch in eine Lösung aus einem halben Liter Wasser und etwa sechs Tropfen aus der stock bottle.

Wie Bäder aus ätherischen Ölen den Gemütszustand positiv beeinflussen können, sind Vollbäder mit Bach-Blüten zur Harmonisierung von Seelenzuständen günstig. Und das, obwohl die Verdünnung sehr hoch ist: Auf eine Badewanne voller Wasser kommen ungefähr fünf Tropfen aus der Vorratsflasche.

Keine Nebenwirkungen, aber Erstreaktionen

Wer Bach-Blüten in der Apotheke kauft, stellt überrascht fest, dass es nur eine Kurzbeschreibung der einzelnen Blüten, aber keinen klassischen Beipackzettel gibt, der einen Patienten sonst schon wegen der langen Liste unerwünschter und unangenehmer Zusatzeffekte von der Einnahme des gerade gekauften Mittels abhalten kann. Dass Bach-Blüten sich in ihrer Wirkung grundlegend von anderen Heilmitteln unterscheiden, weil sie nicht die grob-, sondern die feinstofflichen Aspekte eines Lebewesens ansprechen, wurde bereits erläutert (vgl. Seite 13 ff.). Aus dem gleichen Grund haben sie im Unterschied zu herkömmlichen Arzneimitteln auch keine Nebenwirkungen. Das heißt ganz genau formuliert: Seit Beginn der praktischen Anwendung dieser Therapie, also seit über fünfzig Jahren, sind bisher keine Nebenwirkungen aufgetreten, sodass es bis heute prinzipiell keine Gegenanzeigen gibt, im medizinischen Jargon Kontraindikationen genannt. Das gilt ebenso für die gleichzeitige Einnahme mit Rauschmitteln wie beispielsweise Kaffee, Zigaretten oder Alkohol. – Da Bach-Blüten aber die allgemeine Sensibilisierung fördern, ändert sich oft der Konsum solcher Substanzen. Der Verbrauch wird häufig geringer und findet selten zusammen oder in direktem Anschluss an die Blüten statt. Auch wer Bach-Blüten zusätzlich zu anderen Heilmethoden oder Medikamenten einsetzt, macht meist nichts falsch. In sehr vielen Fällen trägt die Katalysatoreigenschaft der Blüten zu einer besseren oder beschleunigten Wirkung bei. Allerdings sollte der behandelnde Therapeut, egal ob Schulmediziner, Heilpraktiker, Psychologe o. Ä., immer über den ergänzenden Einsatz von Bach-Blüten informiert werden. Denn er kann seine Behandlung nur erfolgreich durchführen, wenn er über alle wichtigen Abläufe beim Patienten Bescheid weiß. Gerade beim Einsatz anderer ganzheitlicher Heilmethoden, die ihre Basis wie die Bach-Blüten-Therapie in der Harmonisierung von Schwingungen haben, wird mancher Therapeut von den Blüten abraten. Denn die Energien der Bach-Blüten können die einer anderen Behandlung negativ beeinflussen, weil sie nicht zueinander passen. – Aus demselben Grund sollte man übrigens immer nur eine Bach-Blüten-Mischung einsetzen, nie zwei oder mehrere gleichzeitig. Der Einnehmende würde so viele unterschiedliche Energie-Impulse zur gleichen Zeit bekommen, dass statt einer Harmonisierung eine zusätzliche „Verwirrung" der Schwingungsmuster stattfände.

Die Einnahme einer „falschen" Essenz, also einer, die nicht zur Harmonisierung beiträgt, weil die vorhergehende Analyse nicht korrekt war, schadet nicht, hilft aber auch nicht. Denn die Schwingungen der Tropfen finden keine Resonanz bei demjenigen, der sie einnimmt. Der Effekt ist vergleichbar mit dem eines Funksignals, das nicht empfangen wird: Er ist gleich null.

Bei manchen Menschen, die eine bestimmte Bach-Blüten-Mischung zum ersten Mal einsetzen, kommt es zu einer Verschlechterung der Symptome, die eigentlich gemindert werden sollen. Bei einigen werden auch alte Schwächen oder Krankheiten wieder aktiviert, von denen man dachte, sie wären längst verarbeitet. Stärkere Reizbarkeit, Erschöpfung, vermehrte Angst oder Unruhe wurden u. a. ebenso beobachtet wie leichter Durchfall oder Hautunreinheiten. Solche physischen Symptome sind keine allergische Reaktion auf die Essenzen, wie viele Menschen irrtümlich annehmen, sondern typische Reinigungsmechanismen des Körpers. Diese so genannten Erstreaktionen sind keine Nebenwirkungen oder Gegenanzeigen, um mit der Einnahme aufzuhören, sondern Hinweise des Körpers darauf, dass die richtigen Substanzen getroffen wurden, und er versucht eine innere Harmonie wieder herzustellen.

Wie bei einem Umzug wird alles, was sich im Laufe der Jahre angesammelt hat, aus den Ecken geholt, betrachtet und bewertet. Viele Dinge, die mit Gefühlen und Erinnerungen verknüpft sind, werden noch ein letztes Mal in die Hand genommen und dann auf den Müll geworfen. Sie werden für das Leben in der neuen Wohnung nicht mehr benötigt, trotzdem fällt die Trennung oft schwer. Da mit Bach-Blüten Gemütszustände geändert und Charakterschwächen über Bord geworfen werden sollen, an die wir uns gewöhnt haben, fällt uns eine Trennung von ihnen oft genauso schwer wie von lieb gewordenen Gegenständen. Denn bei einem geistig-seelischen Umzug tauchen aus dem Keller der Erinnerungen oft ganz unerwartete Aspekte der eigenen Vergangenheit und Persönlichkeit auf.

Die Intensität solcher Erstreaktionen ist je nach Individuum sehr unterschiedlich, manchmal aber so stark, dass die Tropfen für einige Tage nicht mehr so häufig genommen werden sollten.

Manchmal ist auch die zusätzliche Einnahme von Notfalltropfen angezeigt. Erstreaktionen klingen normalerweise nach etwa drei Tagen ab, spätestens jedoch nach einer Woche. Die Bach-Blüten-Therapie sollte deshalb nicht unterbrochen werden. Wer beunruhigt ist, sollte mit seinem Therapeuten darüber sprechen. Solche Reaktionen und deren Veränderung sollten unbedingt auch im Blüten-Tagebuch festgehalten werden.

Die Kombination mit anderen Heilmethoden

Der Einsatz von Bach-Blüten lässt sich gut mit der Schulmedizin, der Psychotherapie und den meisten ganzheitlich orientierten Methoden der Alternativmedizin verbinden. Kombiniert man die feinstoffliche Bach-Blüten-Therapie mit Methoden, die eine Wirkung auf der körperlichen, also der grobstofflichen Ebene erzielen wollen, gibt es keine Probleme. Die anvisierten Ziele sind unterschiedlich und kollidieren nicht miteinander, die Behandlungsmethoden kommen einander nicht ins Gehege. Komplizierter ist es mit dem gleichzeitigen Einsatz von zwei feinstofflichen Therapien. Dabei muss vorher ganz genau geprüft werden, ob die beiden miteinander harmonieren oder ob sie die energetische Ebene überreizen und damit noch mehr aus dem Gleichgewicht bringen. Egal, womit die Bach-Blüten-Therapie kombiniert werden soll, es sollte vor dem Beginn der Einnahme immer ein Gespräch mit dem behandelnden Therapeuten vorausgehen, weil dieser sonst die Wirkung seiner Heilmethode nicht richtig einschätzen kann.

Werden die Essenzen zusätzlich zu Behandlungen und Arzneien aus der Schulmedizin eingesetzt, können sie deren Wirksamkeit stärken und beschleunigen – der bereits erwähnte Katalysatoreffekt greift auch hier. Sie können die Behandlung für den Patienten auch angstfreier und damit angenehmer machen, z. B. schwindet mit Rescue die Angst vor einem Zahnarztbesuch. Bei schwerkranken Menschen wurde mithilfe der Bach-Blüten schon oft eine Reduzierung der chemischen Medikamente erreicht. Außerdem unterstützen die Blüten die Auseinandersetzung mit der Krankheit. Oft wird dadurch das Leiden an der Krankheit oder bei unheilbar Kranken die Angst vor dem Sterben erleichtert.

Bei psychosomatischen Erkrankungen oder Bagatellerkrankungen kann die Anwendung von Bach-Blüten durch die Auseinandersetzung mit dem eigenen Gemütszustand den Einsatz von Medikamenten überflüssig machen.

In der Psychotherapie helfen Bach-Blüten, die Brücke zu psychischen Problemen aufzubauen und so die Auseinandersetzung und Behandlung zu verkürzen. Auch Blockaden gegen tief sitzende Ängste können gelöst werden. Psychopharmaka dagegen vermindern jedoch häufig die Sensibilität für die feinen Impulse der Blüten, sodass deren Wirkung später einsetzt als üblich. Oft kann aber die Menge der Psychopharmaka nach und nach verringert und ihr Einsatz manchmal sogar ganz aufgegeben werden. Auf gar keinen Fall aber sollten Psychopharmaka abrupt abgesetzt und durch Bach-Blüten ersetzt werden! Damit wären Körper und Seele des Patienten völlig überfordert.

Auch zusammen mit homöopathischen Verfahren können Bach-Blüten eingesetzt werden. Allerdings sprechen sich viele Praktiker dafür aus, die Methoden lieber abwechselnd einzusetzen, damit ihre jeweilige Wirkung besser beobachtet werden kann.

Gut unterstützt wird die Bach-Blüten-Therapie von der Farb-, der Atem- und der Aromatherapie auch vom positiven Denken, das durch Affirmationen und positive Leitsätze die angestrebten Veränderungen von der Ebene des Bewusstseins ins Unterbewusstsein senkt.

Grundsätzlich soll an dieser Stelle noch einmal angemerkt werden, dass Bach-Blüten kein Allheilmittel sind. Auch die Blütenessenzen besitzen nicht die Fähigkeit, Wunder zu vollbringen. Wenn das so wäre, wäre der gesamte medizinische Apparat unserer Gesellschaft überflüssig. Und das ist er nicht, wenn er auch in seiner jetzigen Form fragwürdig und überarbeitungsbedürftig ist. Vielleicht trägt die Auseinandersetzung möglichst vieler Menschen mit sich und ihrer Gesundheit sowie mit alternativen Heilmethoden wie den Bach-Blüten dazu bei, die Schulmedizin von einer fast schon menschenfeindlichen Apparatemedizin in eine freundliche Medizin für den Menschen als Ganzes zu wenden.

Diagnose: Wer benötigt welche Blüten?

„Leib und Seele sind nicht zwei Substanzen, sondern eine. Sie sind der Mensch, der sich selbst in verschiedener Weise kennen lernt." Dieses Zitat Carl Friedrich von Weizsäckers weist die Richtung, in die eine Bach-Blüten-Diagnose führt. Die Kenntnis der Persönlichkeit mit ihren Stärken und Schwächen ist nötig, um die Blütenessenzen erfolgreich einzusetzen. Denn ihre Wirkung setzt wie bereits erwähnt, nicht bei äußerlichen Symptomen, sondern bei der Psyche ein.

Das Wort Diagnose wird im Rahmen der Bach-Blüten-Therapie nicht im klassischen medizinischen Sinne gebraucht als Erkennung und systematische Bezeichnung einer Krankheit. Bei Edward Bachs Heilverfahren soll kein so genannter Befund festgestellt werden. Sondern es wird der Mensch als Ganzes wahrgenommen, als Einheit von Körper, Seele und Geist. Körperliche Krankheitssymptome, die sich der Beobachtung meist direkt aufdrängen, dienen nur als äußere Zeichen für ein inneres Ungleichgewicht. Durch eine genaue Betrachtung der aktuellen Lebensumstände, die sehr oft Auslöser für Disharmonien sind, der Ansichten und Einstellungen sowie der einschneidenden Erlebnisse in der Vergangenheit wird ein aktuelles Persönlichkeitsprofil erstellt. Die Charaktereigenschaften sollen so klar wie möglich herausgearbeitet werden, damit Bach-Blüten an den Stellen Impulse geben können, wo eine Stärkung oder Schwächung bestimmter Gemützustände wünschenswert erscheint. Da Selbsterkenntnis ein schwieriger und oft auch schmerzlicher Vorgang ist – kein Mensch wird gern mit seinen „Schattenseiten" konfrontiert –, ist ein Gespräch mit einem Therapeuten oft effektiver als eine Selbstdiagnose. Sinnvoll ist auch, beides miteinander zu kombinieren, also sich selbst erst zu erforschen, beispielsweise mithilfe des Fragebogens ab Seite 28, und dann mit einer Fachfrau oder einem Fachmann zu sprechen. Aspekte, die man sich nicht eingesteht oder an die man gar nicht gedacht hat, kommen auf diese Weise relativ schnell ans Tageslicht.

Besuch beim Therapeuten

Das Institut für Bach-Blüten-Therapie, Forschung und Lehre in Hamburg (Adresse s. Seite 176) verschickt auf Anfrage eine Liste mit den Adressen der Therapeuten, die mit Bach-Blüten behandeln. Die erste Konsultation dauert etwa eineinhalb Stunden. Die Gebühren sind sehr unterschiedlich und sollten gegebenenfalls vorher erfragt werden.

Bei Privatpatienten übernehmen in Deutschland die Krankenkassen meist die Kosten für den Besuch beim Therapeuten, nicht jedoch für die Essenzen. Wer auf eine Kostenübernahme durch die Krankenversicherung angewiesen ist, sollte sich sicherheitshalber vorher bei seiner Versicherung erkundigen.

Im Mittelpunkt des Besuchs steht ein ausführliches Gespräch. Die Atmosphäre sollte durch Vertrauen gekennzeichnet sein. Dazu kann der Patient selbst beitragen: Legen Sie sich nciht zu viele andere Termine auf diesen Tag, damit Sie nicht in Hektik oder Stress geraten, und lassen Sie genügend Zeit nach dem Gespräch, damit Sie ncht abbrechen müssen, wenn es überraschend länger dauert, und damit Sie danach Ruhe haben, alles zu verarbeiten. Wenn Sie sich vorher verunsichert fühlen, weil Sie nicht wissen, was Sie erwartet, denken Sie daran, dass Ihnen – so banal es klingt – gerade der Therapeut sicher nichts Böses will. Und auch die Angst vor vermeintlichen Peinlichkeiten sollte das Gespräch nicht blockieren: Machen Sie sich klar, dass Sie erstens mit jemanden reden, der schon ganz andere, viel „peinlichere", Dinge gehört hat. Und dass Sie zweitens vor einem Fremden sitzen, der noch keine feste Meinung von Ihnen hat, den Sie deshalb auch nicht enttäuschen können – das Gespräch mit Freunden oder Bekannten kann gerade aus diesem Grund oft problematisch sein. Betrachten Sie das Gespräch als Chance, Dinge aussprechen zu können, die Sie sonst meist für sich behalten, vielleicht weil sie sich schämen oder niemanden verletzen möchten. Eventuelle spontane Antipathien gegenüber dem Therapeuten bei der ersten Begegnung sollte man möglichst vergessen, denn sie beruhen auf Vorurteilen oder negativen Erfahrungen mit anderen, denen dieser Mensch nur scheinbar ähnelt.

Während des Gesprächs hört der Therapeut nicht nur, was sein Gegenüber sagt, sondern er achtet auch darauf, wie er es sagt. Spricht er spontan, schnell, hektisch, langsam oder überlegt, klingt seine Stimme schrill, melodisch oder bei manchen Äußerungen gar belegt oder gebrochen. Auch die Mimik und Gestik, die Art wie der Gesprächspartner sitzt oder seine Position verändert sowie Hautreaktionen wie Blässe, hektische Flecken oder Erröten werden registriert. Nicht zuletzt ist der Gesamteindruck des Menschen sehr wichtig: Wirkt er mutlos oder bedrückt, zupackend oder passiv, traurig oder fröhlich, offen oder zurückgezogen? Aus allem zusammen kann der erfahrene Therapeut sich ein gutes Bild der Persönlichkeit machen und gezielt die passenden Bach-Blüten auswählen.

In vielen Fällen werden mehrere Bach-Blüten-Essenzen zur Behandlung infrage kommen. Da aber nach dem Motto „weniger ist mehr" nur bis drei, maximal sechs Substanzen gemischt werden sollen, gilt es auszuwählen. Bevorzugt werden bei der ersten Einnahme die Blüten, die jene Schwächen harmonisieren, unter denen der Befragte momentan am meisten leidet. Im Laufe der Behandlung kommen meist auch die anderen Essenzen noch zum Einsatz.

Der Vollständigkeit halber sollen hier auch noch andere Verfahren erwähnt werden, die zur Bestimmung der richtigen Bach-Blüten eingesetzt werden. Verschiedene Firmen bieten ein bioenergetisches Testgerät an. Da hinein werden die Bach-Blüten-Flaschen gestellt. Mit den Fingerkuppen werden Elektroden verbunden, die Schwingungen messen und anzeigen, welche Essenzen für den Patienten geeignet sind.

Vor allem bei Kindern bis etwa acht Jahren werden gern die Bach-Blüten-Karten eingesetzt. Sie zeigen Fotos der Blüten oder gemalte Bilder, die mit den Eigenschaften der Blüten korrespondieren. Aus der Reaktion eines Kindes auf die Bilder kann man Hinweise auf die richtigen Bach-Blüten ablesen. Auch intuitives Ziehen der Karten oder direkt eines Essenzfläschchens aus dem Kasten mit der gesamten Kollektion wird bei Kindern, manchmal auch bei Erwachsenen, angewandt. Bei Kindern ist die Trefferquote recht hoch, was mit ihrer noch relativ unverdorbenen Empfindsamkeit für feinstoffliche Kräfte zu erklären ist. Sensitive Heiler ermitteln die passenden Tropfen auch durch Pendeln oder indem sie dem Patienten die Fläschchen auf den Bauch legen.

Jeder seriöse Therapeut wird die erwähnten Methoden aber nur als Unterstützung heranziehen und das Gespräch immer in den Mittelpunkt stellen und als ausschlaggebend werten.

Selbstdiagnose

„Für die Anwendung der Blütenessenzen sind keine wissenschaftlichen Erkenntnisse erforderlich. Wer den größten Nutzen aus dieser göttlichen Gabe ziehen will, muss sie in ihrer Ursprünglichkeit rein erhalten, frei von Theorie und wissenschaftlicher Erwägung – denn alles in der Natur ist einfach." Diese ist nur eine von vielen Aussagen Edward Bachs zur Selbstbehandlung, der seine Heilmethode in jedem Haushalt eingesetzt sehen wollte. Krankheitssymptome sind häufig der äußere Anstoß, sich mit sich selbst zu beschäftigen.

Tatsächlich ist Bachs Heilmethode so einfach, wie er sie hier beschreibt: Sie basiert auf der Erkenntnis, dass alle Krankheiten Resultate von Gemütszuständen sind, die aus der Balance geraten, also zu stark oder zu schwach ausgeprägt sind. Die Essenzen der Blüten sind das Mittel, der Katalysator, um das körperliche und seelische Gleichgewicht wieder herzustellen.

Weiß man, welcher Charakterzug beeinflusst werden soll, muss man nur noch die Tropfen der entsprechenden Bach-Blüten-Essenz einnehmen. – Also tatsächlich ganz einfach!

Aber erst nachdem die Frage beantwortet wurde, welcher unharmonische Zustand ins Gleichgewicht gebracht werden muss. Und das ist leider doch nicht so einfach. Zum einen, weil der erwachsene Mensch seine Persönlichkeit mit ihren „Macken" über Jahre hinweg und unter vielfältigsten Einflüssen entwickelt hat, sodass der richtige Ansatzpunkt manchmal verschüttet ist und erst langwierig ausgegraben werden muss. Zum anderen, weil Selbsterkenntnis, und nichts anderes ist die Suche nach dem richtigen Aspekt, absolute Ehrlichkeit voraussetzt sowie die Bereitschaft zu unangenehmen Einsichten über die eigene Person. – Wenigstens erscheinen sie oft auf den ersten Blick so. In Wirklichkeit ist erstens eine Bewertung als negativ immer vom Bewertenden abhängig, und zweitens hat jede negative Charakterausprägung auch ein positives Gegenüber: Wer ist schon gern ein realitätsfremder Träumer? Dann doch lieber der kreative Kopf, der seine Ideen und Träume Wirklichkeit werden lässt, etwa in einem Beruf wie Schriftsteller oder Architekt? Beides sind Ausprägungen des Charakterzuges Fantasie, der mit der Blüte Clematis korrespondiert. Das erste Beispiel zeigt den blockierten, unerlösten oder negativen Zustand, das zweite den gelösten oder positiven Zustand, in dem der Charakterzug sein ganzes Potenzial im Einklang mit anderen entfalten kann. Alle 38 Bach-Blüten verkörpern archetypische Eigenschaften, die für den Menschen von essenzieller Bedeutung sind. Sie haben alle ihre Berechtigung und werden nur dann als unangenehm empfunden, wenn sie nicht harmonisch aufeinander abgestimmt sind. Nur dann wird aus dem verständnisvollen Führer ein Diktator, oder im kleineren Stil ein Haustyrann.

Nehmen Sie auch ganz besonders die Verhaltensweisen unter die Lupe, die Sie an anderen überhaupt nicht leiden können. Vielleicht sind es gerade Ihre unterdrückten Charakterzüge, die Sie da erkennen können.

Fragebogen zur Auswahl der richtigen Blüten

Dieser Fragebogen soll Ihnen helfen herauszufinden, welche Bach-Blüten Sie im Moment benötigen. Er führt auf den nächsten Seiten ganz gemischt Fragen und Feststellungen zu verschiedenen Themenbereichen auf. Beantworten Sie die Fragen möglichst spontan mit „Ja" oder „Nein", und machen Sie in der entsprechenden Spalte ein Kreuzchen. Auch bei den Feststellungen markieren Sie „Ja", wenn die Aussage auf Sie zutrifft, bzw. „Nein", wenn dies nicht der Fall ist. Denken Sie nicht zu lange nach – der erste, intuitive Eindruck ist meist der richtige. Es wird sicher einige Statements geben, die nicht oder nur zum Teil auf Sie zutreffen. Trotzdem sollten Sie sich auch hier möglichst ohne langes Zögern für „Ja" oder „Nein" entscheiden. Kreuzen Sie in solchen Fällen die Ansicht an, der Sie eher zuneigen.

Es ist wichtig, dass Sie absolut ehrlich antworten, um ein zutreffendes Ergebnis mit dem Fragebogen erzielen zu können. Wenn Sie Aussagen ankreuzen, die Ihnen zwar erstrebenswert scheinen, aber nicht Ihrer persönlichen Meinung entsprechen, haben Sie davon keinen Gewinn.

Vor Beginn noch ein praktischer Rat: Falls Sie den Fragebogen häufiger benutzen möchten, sollten Sie ihn vor dem Ausfüllen kopieren oder Ihre Kreuze nur dünn mit Bleistift machen. Dann können Sie diese nach der Auswertung wieder wegradieren. – Das gilt natürlich auch, falls Sie verhindern wollen, dass jemand anderes in diesem Buch Ihre Antworten auf diese recht persönlichen Fragen liest. Wie Sie den Bogen auswerten, erfahren Sie im Anschluss an die Fragen.

	Ja	Nein
Mischen Sie sich oft in die Angelegenheiten anderer ein? (3, 8)	❑	❑
Haben Sie oft Albträume? (2)	❑	❑
Sind Sie oft zerstreut? (7, 9)	❑	❑
Wer sich mir entgegenstellt, muss mit Ärger rechnen. (32)	❑	❑
Ab und zu fürchte ich, verrückt zu werden. (6)	❑	❑
Ich fühle mich immer euphorisch, wenn ich mich für eine gute Sache engagiere. (31)	❑	❑
Manchmal trauere ich um eine verpasste Gelegenheit. (16)	❑	❑
Ablenkung ist das Beste, wenn man Sorgen oder Probleme hat. (1)	❑	❑
Aktive und passive Phasen wechseln bei mir überraschend schnell. (28)	❑	❑
Es kommt, wie es kommen muss. (37)	❑	❑
Ich neige dazu, panisch zu reagieren. (26)	❑	❑
Vermissen Sie ein klares Ziel? (36)	❑	❑
Alle meine Bekannten wissen, dass sie sich immer an mich wenden können, wenn sie Hilfe benötigen. (4)	❑	❑
Alle sagen, ich soll etwas aus meinen Begabungen machen. Aber was? (36)	❑	❑

	Ja	Nein
Alle wissen, auf mich ist unbedingter Verlass. (22)	❏	❏
An bestimmte Phasen meines Lebens habe ich gar keine oder nur sehr schwache Erinnerungen. (16)	❏	❏
Angesichts der großartigen Sache sind meine Interessen unwichtig. (27, 31)	❏	❏
Arbeiten Sie lieber alleine, weil Sie Ihr Tempo dann selbst bestimmen können? (18)	❏	❏
Auch Routinearbeiten erscheinen mir oft wie unüberwindliche Hürden. (17)	❏	❏
Auch wenn mir andere raten, ein Projekt abzubrechen oder an andere zu delegieren, mache ich weiter. (22)	❏	❏
Bedauern Sie, nicht noch einmal von vorn anfangen zu können? (16)	❏	❏
Befürchten Sie manchmal, den Verstand zu verlieren? (6)	❏	❏
Fällt es Ihnen schwer, anderen Menschen zuzuhören, weil Sie selbst etwas viel Wichtigeres zu erzählen haben? (14)	❏	❏
Fällt es Ihnen schwer, nein zu sagen, wenn jemand um Hilfe bittet? (4)	❏	❏
Finden Sie es selbstverständlich, dass andere Ihnen helfen? (38)	❏	❏
Finden Sie, dass Sie im Leben Besseres verdient hätten? (38)	❏	❏

	Ja	Nein
Flüchten Sie oft in Ihre Fantasie? (9)	❑	❑
Früher war alles viel einfacher und schöner. (16)	❑	❑
Fühlen Sie sich apathisch? (37)	❑	❑
Zerfließen Sie oft vor lauter Weltschmerz? (21)	❑	❑
Fühlen Sie sich ausgelaugt? (23)	❑	❑
Fühlen Sie sich geistig ermattet und ausgelaugt? (17)	❑	❑
Gehören Sie zu den Menschen, die nicht allein sein können? (1)	❑	❑
Fühlen Sie sich häufig unsicher oder nervös? (20)	❑	❑
Fühlen Sie sich isoliert von anderen Menschen? (3, 21, 30)	❑	❑
Fühlen Sie sich matt und schlaff? (37)	❑	❑
Fühlen Sie sich oft müde, ohne eigentlich einen guten Grund dafür zu haben? (17)	❑	❑
Fühlen Sie sich schnell zurückgesetzt? (8)	❑	❑
Fühlen Sie sich überfordert? (11, 22)	❑	❑
Haben Sie manchmal Angst, Ihre Selbstbeherrschung zu verlieren und sich oder anderen etwas anzutun? (6)	❑	❑
Gehören Sie zu den Menschen, die sich zu einem Thema unzählige Informationen beschaffen? (5)	❑	❑

	Ja	Nein
Fühlen Sie sich wertlos? (19, 24)	❏	❏
Sind Sie häufig neidisch auf andere? (38)	❏	❏
Habe ich einmal etwas als richtig erkannt, gehe ich voller Enthusiasmus an die praktische Umsetzung. (31)	❏	❏
Haben Ihnen Menschen, denen Sie einen guten Tipp geben wollten, schon gesagt: „Zerbrich dir bitte nicht meinen Kopf"? (25)	❏	❏
Haben Ihre Mitmenschen in letzter Zeit „Miesmacher" oder „Spielverderber" zu Ihnen gesagt? (38)	❏	❏
Haben Sie alle Hoffnungen verloren? (30)	❏	❏
Haben Sie Angst davor, von anderen abgelehnt zu werden? (4)	❏	❏
Sind Sie schnell entmutigt? (12)	❏	❏
Haben Sie Angst vor Bestrafung? (24)	❏	❏
Ich bin total am Ende und will nur noch meine Ruhe. (23)	❏	❏
Haben Sie Angst, dass Sie völlig zusammen-brechen? (30)	❏	❏
Haben Sie das Gefühl, sich aufzuopfern, aber keinen angemessenen Dank dafür zu bekommen? (8)	❏	❏
Haben Sie Depressionen? (21, 30, 37)	❏	❏

	Ja	Nein
Bei mir muss immer alles tipptopp sauber sein. (10)	❑	❑
Haben Sie oft Angst, etwas zu verpassen? (18)	❑	❑
Haben Sie Erinnerungen, die Ihnen so nahe gehen, dass Sie Ihnen immer noch hilflos gegenüber stehen? (29)	❑	❑
Haben Sie Hassgefühle, wenn Sie an bestimmte Menschen denken? (15)	❑	❑
Haben Sie häufig müde oder brennende Augen? (17)	❑	❑
Haben Sie Heimweh, wenn Sie verreisen? (16)	❑	❑
Fühlen Sie sich anderen Menschen gegenüber unterlegen? (19)	❑	❑
Haben Sie hohe Ideale, nach denen Sie streben? (27)	❑	❑
Haben Sie zuweilen das Gefühl, Ihre Mitmenschen schulden Ihnen noch etwas? (8)	❑	❑
Werden Sie regelmäßig von bestimmten Ängsten heimgesucht? (29)	❑	❑
Hält Ihre Umgebung Sie für verträumt? (9)	❑	❑
Halten die Menschen in Ihrer Umgebung Sie für überspannt? (2)	❑	❑
Hassen Sie Unordnung? (10)	❑	❑
Hat bei Ihnen jedes Ding seinen Platz? (10)	❑	❑

	Ja	Nein
Hat sich in Ihrem Leben in letzter Zeit viel verändert? (33)	❏	❏
Häufig bin ich der Sündenbock, wenn etwas schief geht. (24)	❏	❏
Ich beklage mich nicht, das Leben ist eben so leer. (37)	❏	❏
Ich bespreche meine Probleme nie mit anderen. (1, 34)	❏	❏
Ich bin bisweilen so wütend, dass ich am liebsten alles kurz und klein schlagen würde. (6)	❏	❏
Ich bin ein sehr introvertierter Mensch. (21, 34)	❏	❏
Wenn ich allein in meiner Wohnung bin, habe ich immer den Fernseher oder das Radio an. Manchmal sogar beides gleichzeitig. (1)	❏	❏
Ich bin für meine gute Laune allgemein bekannt. (1)	❏	❏
Ich bin in öffentlichen Gebäuden recht vorsichtig, was die Hygiene angeht. Man steckt sich ja sehr leicht an. (10)	❏	❏
Manchmal habe ich Angst, die Kontrolle zu verlieren und etwas Fürchterliches zu tun. (6)	❏	❏
Ich bin misstrauisch, weil mir schon viel Schlechtes passiert ist. (15)	❏	❏
Ich bin oft mit meinen Gedanken schon beim nächsten Problem, auch wenn ich das erste noch gar nicht abgeschlossen oder gelöst habe. (28)	❏	❏

	Ja	Nein
Ich fühle mich völlig allein, keiner kann mir helfen. (30)	❑	❑
Ich fühle mich wohl in meiner Einsamkeit. (34)	❑	❑
Ich führe oft lange Telefongespräche mit Leuten, die ich kurz vorher erst gesehen habe. (14)	❑	❑
Ich fürchte ständig, den Menschen, die ich liebe, könnte etwas passieren. (25)	❑	❑
Ich gehe im Allgemeinen recht sorglos durch das Leben. (7)	❑	❑
Ich gehe kein Risiko ein, weil mir sowieso nichts gelingt. (12)	❑	❑
Ich gerate immer wieder an die gleiche Art von Menschen, mit denen ich Ärger habe. (7)	❑	❑
Ich glaube, ich kann mein Pensum nicht schaffen. (11)	❑	❑
Leiden Sie unter Lampenfieber? (20)	❑	❑
Manche Menschen werfen mir Fanatismus vor, wenn es darum geht, meine Ideale zu erreichen. (27, 31)	❑	❑
Ich glaube, manchmal gehen meine Fragen anderen Menschen auf die Nerven. (5)	❑	❑
Ich habe Angst davor, meinen Arbeitsplatz oder meine Familie zu verlieren, obwohl eigentlich gar kein Grund dafür vorliegt. (20)	❑	❑
Haben Sie häufig Albträume? (29)	❑	❑

	Ja	Nein
Ich habe das Gefühl, es gibt für mich eine große Aufgabe. Ich muss sie nur noch finden. (36)	❏	❏
Ich habe das Gefühl, ich stecke in einem schwarzen Loch und komme nicht mehr heraus. (13)	❏	❏
Werfen Sie Entschlüsse, die Sie erst gerade gefasst haben, manchmal kurz darauf schon wieder um? (5)	❏	❏
Ich kann mich nur schwer konzentrieren, weil mir immer wieder die gleichen Probleme durch den Kopf gehen. (35)	❏	❏
Ich nehme fast jedes Risiko auf mich, wenn es um eine gute Sache geht. (31)	❏	❏
Ich probiere gerne immer wieder etwas Neues. (36)	❏	❏
Ich spreche fast nie mit anderen darüber, dass ich vor bestimmten Dingen Angst habe. (20)	❏	❏
Ich spreche oft leise, mir hört ja sowieso keiner zu. (19)	❏	❏
Ich stoße mich häufig oder laufe irgendwo dagegen. (9)	❏	❏
Wenn etwas nicht geklappt hat, versuche ich es kein zweites Mal. (12)	❏	❏
Es hat ja doch alles keinen Zweck. (13)	❏	❏
Ich unterdrücke oft meine Bedürfnisse, weil sie nicht in mein Konzept passen. (27)	❏	❏
Ich werde ständig von Selbstzweifeln geplagt. (19)	❏	❏

	Ja	Nein
Ich zögere oft, weil ich Angst habe, etwas falsch zu machen. (19)	❏	❏
Leiden Sie unter periodisch wiederkehrenden Erkrankungen? (7)	❏	❏
Immer wieder senkt sich Niedergeschlagenheit wie eine dunkle Wolke auf mich herab. (21)	❏	❏
Ich kann meine unerwünschten Gedanken nicht abstellen. (35)	❏	❏
Jeder Mensch kennt die Angst zu versagen. Tritt sie bei Ihnen sehr oft auf? (13)	❏	❏
Können Sie anderen vergeben? (38)	❏	❏
Können Sie nicht einschlafen, weil Sie über eine Angelegenheit immer wieder nachdenken müssen? (35)	❏	❏
Man wirft mir öfter Inkonsequenz vor, dabei interessiert mich das Angefangene nur nicht mehr. (36)	❏	❏
Ich kann ohne die Liebe meiner Familie nicht leben. (25)	❏	❏
Manche Menschen halten mich für arrogant und überheblich (32, 34)	❏	❏
Wenn ich mich sehr über jemanden geärgert habe, quält mich oft ein starkes Bedürfnis nach Rache. (15)	❏	❏
Haben Sie manchmal für kurze Zeit das Gefühl, nicht genug Kraft zu haben für das, was vor Ihnen liegt? (11)	❏	❏

	Ja	Nein
Manchmal handele ich sehr impulsiv und unüberlegt. (18)	❏	❏
Ich kann über nichts anderes mehr reden, wenn ich gerade ein bestimmtes Ziel verfolge. (31)	❏	❏
Manchmal verliere ich unnötig viel Zeit, weil ich mich nicht spontan zu etwas entschließen kann. (28)	❏	❏
Manchmal verzichte ich um des lieben Friedens willen darauf meine Meinung zu sagen. (1)	❏	❏
Mein Alltag interessiert mich kaum, weil ich mit den Gedanken viel in meiner Fantasie weile. (9)	❏	❏
Ich hasse es, mich unterordnen zu müssen, und wehre mich aktiv dagegen. (32)	❏	❏
Mein Leben befindet sich in einer Umbruchphase. (33)	❏	❏
Obwohl ich sonst ein tatkräftiger Mensch bin, bin ich momentan nicht belastbar. (23)	❏	❏
Wenn mich jemand um etwas bittet, versuche ich alles, um ihm zu helfen. (4)	❏	❏
Meine Bekannten sagen immer wieder, ich soll nicht so abergläubisch sein. (2)	❏	❏
Meine Freunde sagen, ich hätte einen Putzfimmel. (10)	❏	❏
Meine Gedanken drehen sich ständig im Kreis. (35)	❏	❏

	Ja	Nein

Wenn ich etwas erzähle, berühre ich meinen
Gesprächspartner ab und zu, um meinen Worten
Nachdruck zu verschaffen. (14) ❑ ❑

Packen Sie manche Probleme gar nicht erst an, weil Sie
davon ausgehen, dass Sie diese sowieso nicht lösen
können? (12) ❑ ❑

Passiert es Ihnen häufiger, dass Sie von Ihrer Umwelt
nichts wahrnehmen, weil Sie mit den Gedanken ganz
woanders sind? (9) ❑ ❑

Sind Sie im Allgemeinen eher pessimistisch
eingestellt? (12) ❑ ❑

Plagen Sie häufiger unbegründete Ängste? (2) ❑ ❑

Reagieren Sie konfus, wenn Sie vor etwas erschrecken? (26) ❑ ❑

Sind Sie gerade dabei, sich von etwas oder jemandem
zu lösen? (33) ❑ ❑

Reagieren Sie schadenfroh, wenn jemandem etwas
zustößt? (15) ❑ ❑

Reagiert Ihre Umwelt häufig genervt auf Ihre Fragen? (5) ❑ ❑

Reicht Ihr Einsatz für ein Ziel fast bis zur
Selbstverleugnung? (27) ❑ ❑

Sagen die Menschen in Ihrer Umgebung Ihnen häufiger:
„Sei doch etwas toleranter"? (3) ❑ ❑

	Ja	Nein
Selbst, wenn ich mich umfassend über einen Tatbestand informiert habe, kann ich mich im Anschluss nicht zu einem Entschluss durchringen. (5)	❏	❏
Sagt man Ihnen oft, Sie sollten mehr Verständnis aufbringen? (3)	❏	❏
Schade, dass einer meiner größten Träume unerfüllt geblieben ist. Daran denke ich oft. (16)	❏	❏
Schämen Sie sich häufig? (24)	❏	❏
Schlafen Sie übermäßig viel, weil Sie sich schlapp fühlen? (23)	❏	❏
Schlafwandeln sie? (2)	❏	❏
Schrecken Sie oft plötzlich im Schlaf hoch? (26)	❏	❏
Tun Sie lieber gar nichts, als weitere Fehler zu machen? (13)	❏	❏
Sind Sie sich selbst gegenüber kompromisslos, wenn es darum geht, Ihr Ziel zu erreichen? (22)	❏	❏
Mein Kopf kommt mir sehr angespannt vor. (35)	❏	❏
Sind Sie überempfindlich gegen Gerüche, Lärm oder Ähnliches? (20)	❏	❏
Verfolgen Sie Ihre Pläne konsequent? (32)	❏	❏
Wenn ich in Gesellschaft bin, rede meistens ich. (14)	❏	❏

	Ja	**Nein**
Sorgen Sie sich mehr um das Wohlergehen anderer als um Ihr eigenes? (25)	❏	❏
Stören Sie oft Kleinigkeiten, die anderen überhaupt nicht auffallen? (3)	❏	❏
Suchen Sie oft bei anderen die Schuld? (38)	❏	❏
Träumen Sie regelmäßig dasselbe? (29)	❏	❏
Sind Sie „Glucke" für Ihre Familie? (25)	❏	❏
Überlassen Sie die Initiative lieber anderen, weil die es sowieso besser können? (19)	❏	❏
Überspielen Sie unangenehme Situationen oft mit einem Lächeln oder einem lockeren Spruch? (1)	❏	❏
Unternehmen Sie manche, aus Ihrer Sicht eigentlich sinnlose Versuche nur, weil andere Sie dazu angetrieben haben? (13)	❏	❏
Verändert sich in Ihrem Körper zur Zeit etwas? (33)	❏	❏
Verbergen Sie Ihre Befürchtungen vor anderen? (2)	❏	❏
Vergessen Sie, sich vor lauter Arbeit auch regelmäßig Pausen zu gönnen? (11, 22)	❏	❏
Vermeiden Sie es, sich festzulegen? (36)	❏	❏
Wenn ich morgens meinen Kaffee nicht bekomme, kann ich nicht arbeiten. (17)	❏	❏

Auswertung des Fragebogens

Für das Ergebnis dieses Bach-Blüten-Tests sind nur die Antworten von Interesse, bei denen Sie Ja angekreuzt haben. Hinter jeder Aussage und Frage stehen eine oder mehrere Nummern, die jeweils mit einer Bach-Blüte in Beziehung stehen. Gehen Sie nun den Fragebogen ein zweites Mal durch, und machen Sie für jedes Ja-Kreuzchen unten in der Liste hinter der entsprechenden Nummer einen Strich. Am Ende schauen Sie, welche Bach-Blüte die meisten Striche hat. Oft ist es nicht nur eine, sondern es sind mehrere, die miteinander gleichauf liegen. Dieses sind die Blüten, die Sie zum Ausgleich Ihres Zustandes in einer Mischung einnehmen sollten.

1. Agrimony	20. Mimulus
2. Aspen	21. Mustard
3. Beech	22. Oak
4. Centaury	23. Olive
5. Cerato	24. Pine
6. Cherry Plum	25. Red Chestnut
7. Chestnut Bud	26. Rock Rose
8. Chicory	27. Rock Water
9. Clematis	28. Scleranthus
10. Crab Apple	29. Star of Bethlehem
11. Elm	30. Sweet Chestnut
12. Gentian	31. Vervain
13. Gorse	32. Vine
14. Heather	33. Walnut
15. Holly	34. Water Violet
16. Honeysuckle	35. White Chestnut
17. Hornbeam	36. Wild Oat
18. Impatiens	37. Wild Rose
19. Larch	38. Willow

Die sieben Blütengruppen

Bereits als er am Krankenhaus arbeitete, war Edward Bach zu der Überzeugung gelangt, dass Körper, Geist und Seele eng zusammenhängen und Krankheiten ihren Ursprung in Schwächen des menschlichen Gemüts haben. Im Laufe seiner Forschungen mit den Darmbakterien (vgl. Seite 10) stellte Bach fest, dass sich alle körperlichen Störungen auf sieben charakterliche Hauptprobleme zurückführen lassen. Und zwar auf:

- Angst
- Unsicherheit
- Zu wenig Interesse an der Gegenwart
- Einsamkeit
- Überempfindlichkeit äußeren Einflüssen gegenüber
- Mutlosigkeit oder Verzweiflung
- Übertriebene Fürsorge.

Diese Erkenntnis bestätigte sich immer wieder durch seine zunehmenden Erfahrungen mit Kranken und durch die Tatsache, dass er genau sieben Bakterienstämme fand, mit denen er fast alle Symptome bekämpfen konnte.

Im Laufe seiner Untersuchungen hatte er herausgefunden, dass sich jeder der sieben Zustände noch differenzieren lässt. Angst hat beispielsweise unterschiedliche Ursachen, wie die um andere Menschen (Red Chestnut) oder die Angst, ohne Kontrolle zu sein (Cherry Plum). Bei seiner Suche nach heilkräftigen Pflanzen ordnete er dementsprechend alle Blüten jeweils einer Krankheitsursache, einem Gemütszustand, zu. So entstanden die sieben Bach-Blütengruppen. Sie enthalten alle 37 von Dr. Bach gefundenen Pflanzen sowie das Quellwasser, mit denen man das gesamte Spektrum menschlicher Gemütszustände wieder harmonisieren kann. Die sieben negativen Gemütsverfassungen, die den Menschen in seiner Ganzheit belasten, werden durch folgende Blüten wieder ins Gleichgewicht gebracht:

Erste Gruppe

Angst

Aspen (Espe/Zitterpappel): undefinierbare Ängste
Cherry Plum (Kirschpflaume): Angst vor Kontrollverlust
Mimulus (Gefleckte Gauklerblume): genau definierbare Angst
Red Chestnut (Rote Kastanie): Angst um andere Menschen
Rock Rose (Gelbes Sonnenröschen): akute Panik

Zweite Gruppe

Unsicherheit

Cerato (Bleiwurz/Hornkraut): fehlendes Selbstvertrauen
Gentian (Bitterer Enzian): übertriebene Skepsis, schnelle Entmutigung durch Rückschläge
Gorse (Stechginster): Hoffnungsloskgiekt
Hornbeam (Hain-/Weißbuche): Zweifel an eigener Kraft und Leistungsfähigkeit, Erschöpfung
Scleranthus (Einjähriger Knäuel): Unentschiedenheit
Wild Oat (Waldtrespe): Unschlüssigkeit über das Lebensziel

Dritte Gruppe

Zu wenig Interesse an der Gegenwart

Chestnut Bud (Knospe der Rosskastanie): mangelnder Lerneffekt durch Erfahrungen, Wiederholung der gleichen Fehler
Clematis (Gemeine Waldrebe): Träumerei, Flucht in Fantasie
Honeysuckle (Jelängerjelieber): Leben in der Vergangenheit, Sehnsucht nach zurückliegenden Situationen und Menschen
Mustard (Ackersenf): Depression ohne Grund

Olive (Olive): völlige körperliche und seelische Erschöpfung, Interessenlosigkeit, mangelnde Belastbarkeit
White Chestnut (Weiße Kastanie/Rosskastanie): gefangen in den eigenen Gedanken
Wild Rose (Heckenrose): Teilnahmslosigkeit

Vierte Gruppe

Einsamkeit

Heather (Heidekraut): ausgeprägte Selbstbezogenheit, Geltungssucht
Impatiens (Drüsentragendes Springkraut): Ungeduld
Water Violet (Sumpfwasserfeder): Unnahbarkeit, selbstgewählte überlegene Distanz

Fünfte Gruppe

Überempfindlichkeit

Agrimony (Odermennig): übertriebene Harmoniebedürftigkeit
Centaury (Tausendgüldenkraut): leicht zu beeinflussen, kaum Abgrenzungsfähigkeit
Holly (Stechpalme): Misstrauen, Eifersucht
Walnut (Walnuss): unsicher, beeinflussbar in Zeiten der Veränderung

Sechste Gruppe

Mutlosigkeit oder Verzweiflung

Crab Apple (Holzapfel): übertriebenes Schamgefühl, Zwangsvorstellungen
Elm (Ulme): Überforderung, Zweifel an eigener Leistungskraft
Larch (Lärche): Minderwertigkeitsgefühle
Oak (Eiche): gibt auch bei Überforderung nicht auf, Unnachgiebigkeit auch gegen sich selbst
Pine (Kiefer/Föhre): Selbstanklage, Schuldgefühle
Star of Bethlehem (Doldiger Milchstern): Schock durch belastende Nachrichten oder Ereignisse

Sweet Chestnut (Edel-/Esskastanie): Ausweglosigkeit
Willow (Gelbe Weide): Verbitterung, hadert mit dem Schicksal, mangelnde Eigenverantwortlichkeit, Feindseligkeit

Siebte Gruppe

Übertriebene Fürsorge

Beech (Rotbuche): Intoleranz, Engstirnigkeit
Chicory (Wegwarte): besitzergreifend, Dank fordernd
Rock Water (Heilkräftiges Quellwasser): Prinzipienreiter, übertriebene Selbstdisziplin
Vervain (Eisenkraut): Übereifer, Fanatismus
Vine (Weinrebe): herrische Überlegenheit

Durch die Zuordnung der Bach-Blüten zu bestimmten Ursachenkomplexen ist es einfacher, den Seelenzustand herauszufinden, der behandelt werden muss. Denn so sind die Unterschiede innerhalb einer Problemgruppe schneller zu erkennen

Die 38 Bach-Blüten
im ausführlichen Porträt

Im Folgenden werden alle 37 Blüten, die Edward Bach gefunden hat, sowie das heilkräftige Wasser detailliert beschrieben. Zu Beginn steht jeweils die international gültige Nummer, die mit der auf den Essenzfläschchen übereinstimmt. – Bach hatte alle 38 Essenzen alphabetisch geordnet und dann durchnummeriert. – Dann folgt der englische Name, dessen Gebrauch allgemein üblich ist und der oft mit der Charakterschwäche gleichgesetzt bzw. synonym verwendet wird, gegen die die entsprechende Bach-Blüte hilft. Danach folgen der deutsche Name, unter dem viele Leser sicher eher die Pflanze kennen, und dann der botanische Name.

Das Pflanzenporträt beginnt mit einer typischen Aussage eines aus dem Gleichgewicht gebrachten Menschen, dem diese Blüte hilft. Daran schließt eine Kurzbeschreibung der Anwendungsgebiete an. Mithilfe dieser beiden Punkte können Sie sich bereits einen ersten Eindruck davon verschaffen, ob die Blüte für sie zur Therapie relevant sein kann. Dann folgen als Ergänzung zur Zeichnung eine kurze biologische Beschreibung der Pflanze sowie der harmonische, positive Charakterzustand, mit deren Schwingungen die Bach-Blüten-Essenz harmoniert. Danach werden die Symptome und Auswirkungen des blockierten, disharmonischen oder negativen Gemütszustands sowie die Wirkung der Bach-Blüte dargestellt. Dies alles wird durch authentische Beispiele aus der Naturheilpraxis von Michaela Papior-Geiß veranschaulicht.

Da sich die Wirkung der Bach-Blüten nicht von selbst einstellt, sondern durch aktive Arbeit an der Persönlichkeit unterstützt werden muss, schließt das Pflanzenporträt mit einem Leitsatz zur Veränderung ab. Diesen „heilenden Gedanken" sollten Sie jeden Tag so oft wie möglich still in Ihrem Innern sagen oder besser noch laut, wenn Ihre Situation das ermöglicht. So kann er in Ihr Unterbewusstsein dringen und helfen, die angestrebte Erneuerung herbeizuführen. Wichtig ist dabei, dass Sie mit dem Leitsatz einverstanden sein müssen. Wenn Ihnen die Wortwahl Unbehagen bereitet, beispielsweise weil Ihnen der Satz zu „abgehoben" klingt oder völlig von Ihrem eigenen Sprachstil abweicht, fassen Sie den Gedanken in Ihre eigenen Worte. Formulieren Sie Ihre eigene positive Affirmation und vermeiden Sie dabei negative oder zukünftige Ausdrücke. Also nicht: „Ich werde (= zukünftig) meine schlechten (= negativ) Seiten nicht (= negativ) mehr verstecken." Sondern: „Ich zeige mich, wie ich bin." oder „Ich akzeptiere mich als Ganzes."

Oft ist es bei einer Analyse nötig, die Eigenschaften der einzelnen Bach-Blüten genau zu vergleichen, um wirklich die passende zu finden. Damit die feinen Unterschiede auf den verschiedenen Ebenen der Eigenschaften, Symptome und Wirkung schneller und ohne großes Blättern deutlich werden, sind die Blütenporträts nicht wie in vielen anderen Büchern in nummerischer Reihenfolge geordnet, sondern in der Reihenfolge der im vorigen Kapitel erwähnten sieben Ursachengruppen und erst innerhalb der Gruppen alphabetisch.

Falls Sie eine bestimmte Blüte suchen, können Sie dieser nummerischen Reihenfolge die Seitenzahlen entnehmen:

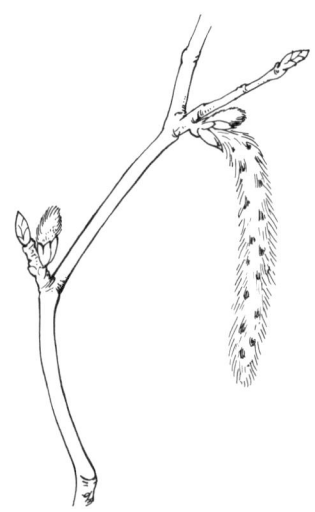

Aspen (2)
Espe/Zitterpappel · Populus tremula

Typische Aussagen
Ich weiß auch nicht, warum ich Angstzustände habe.
Eigentlich habe ich keinen vernünftigen Grund für meine Befürchtungen.

Kurzbeschreibung der Anwendungsgebiete
Undefinierbare Ängste, für die kein offensichtlicher Grund vorliegt, quälen den Menschen.

Pflanzenporträt
Die Espe ist eine in Asien und Europa weit verbreitete Pappelart, die bevorzugt im feuchten Gelände wächst. Der Baum wird bis 25 Meter hoch und hat eiförmige bis runde gezähnte Blätter, die an einem seitlich zusammengedrückten Stiel wachsen. Die Blüten der zweihäusigen Espe sind hängende, pelzig wirkende Kätzchen. Sie entwickeln sich je nach Standort im März und April, bevor das Laub austreibt. Die Bach-Blüten-Essenz Aspen wird durch die Kochmethode hergestellt.

Der harmonische Zustand
Wenn die Aspen-Anlage harmonisch entwickelt ist, bringt sie einen sehr sensitiven Menschen hervor. Er achtet sensibel auf alles, was in ihm und um ihn herum vorgeht. Voller Vertrauen auf eine universelle Ordnung folgt er seinen Intuitionen, weil er weiß, dass letztlich alles zu seinem Besten geschieht. Auch Rückschläge oder Qualen sieht er in einem größeren Zusammenhang, nämlich als Lernprozess auf dem Weg zu einem weiterentwickelten Ich.

Durch seine hoch entwickelte Wahrnehmung öffnet er sich auch für unbewusste Phänomene wie Träume und Vorahnungen sowie für esoterische Denkansätze.

Der blockierte Zustand
Im negativen Aspen-Zustand ist das Vertrauen in die göttliche Fügung oder die universelle Lenkung gestört oder abhanden gekommen. Dadurch bewertet der Betroffene seine Wahrnehmungen anders. Seine große Feinfühligkeit wird ihm nun zum Verhängnis, weil er seinen negativen Empfindungen schutzlos, ohne den großen, einordnenden Zusammenhang, ausgeliefert ist. Da ihm das sprichwörtliche „dicke Fell" fehlt, das andere Menschen vor solchen Einflüssen schützt, bekommt er Angst. Diese Angst ist ihm in der Regel unerklärlich und damit auch unheimlich, weil all diese Prozesse unbewusst ablaufen. (Unterschied zu Mimulus: hier sind die Ängste ganz konkret.) Sie manifestiert sich häufig in Albträumen, Furcht vor der Dunkelheit, Aberglauben, Furcht einflößenden Vorahnungen oder Fantasien. Um nicht als überspannt zu gelten, halten die Betroffenen ihre Furcht meist geheim. Besonders Kinder haben mit dem negativen Aspen-Zustand zu kämpfen, weil ihre Schutzmechanismen noch nicht so ausgereift sind wie bei Erwachsenen (vgl. Seite 125 ff.).

Wirkung der Bach-Blüte

Die Bach-Blüte Aspen stellt die Verbindung zwischen dem Individuum und dem Ganzen wieder her und stärkt das Vertrauen in das Gute dieser Welt. Dadurch werden undefinierbare Ängste langsam abgebaut und intuitive Ahnungen ins Bewusstsein gehoben, sodass eine direkte Auseinandersetzung damit möglich ist. Gleichzeitig lernt der Betroffene, seine Sensivität als Gabe anzuerkennen, die ihm Zugang zu emotionalen Ebenen erlaubt, die vielen von ihm oft bewunderten Pragmatikern des Alltags nicht offen stehen.

Aus der Praxis

Eine 32-jährige Frau leidet unter Krämpfen, die angefangen von den Beinen im Körper aufsteigen. Sie verlässt das Haus nicht ohne Medikamente aus Angst vor diesen Krämpfen, die sie unterwegs überfallen könnten. Im Gespräch stellt sich heraus, dass sie auch in anderen Lebenssituationen sehr ängstlich ist, und ganz besonders, wenn es um ihre Kinder geht. Sie lernt mit Aspen, die Ängste zu verarbeiten und ohne Medikamente auszukommen. Und schließlich stellt sie fest, dass sie gar keine Krämpfe bekommt, wenn sie vernünftig nach den vorgegebenen Maßnahmen wie ausgewogene Ernährung und ausreichende Flüssigkeitszufuhr lebt.

Leitsätze

Ich habe allen Schutz, den ich benötige. Meine intensiven Empfindungen sind ein Teil von mir.

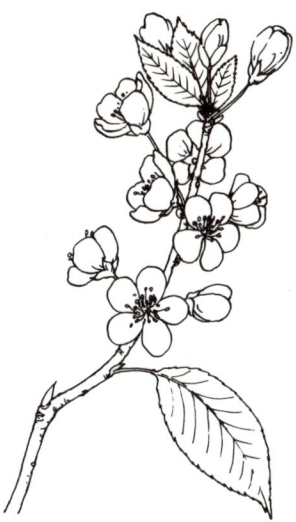

Cherry Plum (6)
Kirschpflaume · Prunus cerasifera

Typische Aussagen
Ich platze gleich vor Wut.
Meine Nerven sind zum Zerreißen gespannt.

Kurzbeschreibung der Anwendungsgebiete
Der zu stark vom Verstand geprägte Mensch hat Angst, die Kontrolle zu verlieren.

Pflanzenporträt
Wird er nicht gestutzt in Hecken angepflanzt, wächst der relativ kleine Kirschpflaumenbaum etwa vier Meter hoch. Die Blätter haben eine ovale Form mit zackigem Rand und sind von leuchtendem Grün. Sie treiben erst nach den Blüten aus, die sich je nach Wetter zwischen Februar und April öffnen. Die schneeweißen Blüten werden mithilfe der Kochmethode zur Blütenessenz verarbeitet.

Der harmonische Zustand
Cherry-Plum-Menschen sind im ausgeglichenen Zustand sehr energiegeladen und das gilt sowohl für die emotionale wie auch für die rationale Ebene. Sie lassen ihren Gefühlen und Instinkten Raum, setzen sich verstandesmäßig damit auseinander und machen sie so zu einem festen Bestandteil in ihrem Alltag. Die Integration der Impulse aus dem Unterbewusstsein ins Bewusstsein macht Cherry-Plum-Menschen besonders kreativ und auch gelassen. Daraus, dass sie mit sich selbst im Einklang stehen, gewinnen sie große Kraft, mit der sie auch härteste Belastungen ertragen. Menschen, die nach Kriegen oder Geiselnahmen nicht an den Erlebnissen zerbrechen, sind meist typische Cherry-Plum-Charaktere.

Der blockierte Zustand
Bei einer Cherry-Plum-Blockade ist der Kontakt zum Unterbewusstsein gestört. Der Verstand hat die Herrschaft über alle anderen Aspekte der Persönlichkeit übernommen und unterdrückt instinktive Regungen des Unterbewusstseins, und zwar nicht nur die negativen. – Die Gründe dafür können sehr unterschiedlich sein und reichen von gesellschaftlichen oder religiösen Zwängen bis zu Angst vor bestimmten Erinnerungen. – Der Druck von außen, durch die Ratio, erzeugt einen „Emotionsstau", der sich plötzlich bei einer Kleinigkeit entlädt. Hysterische oder wütende Anfälle oder auch Weinkrämpfe können das Ergebnis sein. Das geflügelte Wort vom Tropfen, der das Fass zum Überlaufen bringt, beschreibt die Cherry-Plum-Blockade sehr treffend. Ist sie sehr ausgeprägt, fürchtet der Betroffene, verrückt zu werden, und schreckt auch vor Selbstmordgedanken nicht zurück.

Wirkung der Bach-Blüte

Cherry Plum schließt die zuge-
schlagene Tür zum Gefühl und
zur Seele wieder auf. Die Blüte
hilft, sich auf verdrängte Bedürfnisse und Erinnerungen einzulas-
sen, sie als Schritt in der Entwicklung zu betrachten und bewusst
mit ihnen zu leben. Das Gleichgewicht zwischen Gefühl und Verstand wird wieder hergestellt.

Cherry Plum löst Spannungszu-
stände sehr schnell auf und ist
deshalb ein wichtiger Bestandteil
der Notfall-Rescue-Tropfen.

Aus der Praxis

Eine vierzigjährige Frau streitet
sich häufig mit ihrem Ehemann.
Während des Streits neigt sie zu
unkontrollierten Wutausbrüchen,
die darin gipfeln, dass sie Dinge
zerstört. Später tut ihr das Ganze
sehr leid, und sie macht sich selbst
Vorwürfe. Nach jeder dieser Strei-
tereien steckt sie in einer tiefen
seelischen Krise. Durch die Einnahme von Cherry Plum lernt sie,
ihre Gefühle besser zu kontrollieren, und wird insgesamt ausgeglichener.

● *Leitsätze*

Kopf und Bauch bilden eine harmonische Einheit.
Mein Gefühl gehört ebenso zu
mir wie mein Verstand.

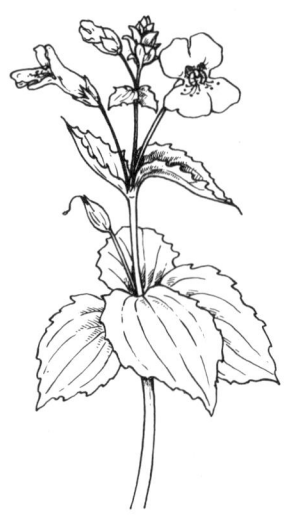

Mimulus (20)
**Gefleckte Gauklerblume ·
Mimulus guttatus**

Typische Aussage
Wenn ich schon daran denke,
werde ich ganz nervös.

*Kurzbeschreibung der
Anwendungsgebiete*
Sehr genau definierbare Ängste
beeinträchtigen das alltägliche
Leben.

Pflanzenporträt
Von Juni bis August leuchten die
recht großen goldgelben Blüten
der Gefleckten Gauklerblume an
den Ufern von sauberen fließenden Gewässern. „Gefleckt" heißt
sie deshalb, weil auf der unteren
Lippe der einen Schlund bilden-
den Blütenblätter rötliche Punkte
sind, die wie eine Zunge wirken.
Der fleischige Stängel der Pflanze
wird etwa vierzig Zentimeter
hoch, wächst oft zum Teil im
Wasser und hält sogar starken
Strömungen stand. Die Bach-Blüten-Essenz wird mithilfe der Sonnenmethode hergestellt.

Der harmonische Zustand

Mimulus-geprägte Menschen zeichnen sich durch eine besonders große Sensibilität aus. Sie nehmen alle Abläufe in ihrem Innern und in ihrer Umwelt bewusst wahr und erkennen sie als Teil eines größeren Zusammenhangs. Sie sind dadurch in der Lage, problematischen Situationen rechtzeitig auszuweichen oder ihnen ihre Schärfe zu nehmen. Indem sie darauf vertrauen, dass sich alles in der Welt letztlich zum Guten fügt, stehen sie auch furchteinflößende Angelegenheiten durch und wirken auf ihre Umwelt sehr tapfer und mutig. Aufgrund ihrer Sensibilität können Mimulus-Typen die Ängste anderer Menschen nachempfinden und ihnen helfen, diese zu überwinden.

Der blockierte Zustand

Der negative Mimulus-Zustand ist durch übertriebene Furcht und Ängstlichkeit in Bezug auf ganz konkrete Dinge und Problembereiche gekennzeichnet. Diese „Gefahren" können sein: Spinnen, Insekten, Vögel, Mäuse, Hunde, Dunkelheit, Fahrstühle, große Höhen, Gewitter, Verkehrsunfälle, Krankheiten, Alleinsein, aber auch eine Rede vor Publikum, ein Gespräch mit dem Vorgesetzten oder den Eltern, ein Besuch beim Arzt ... Diese Liste lässt sich beliebig lange fortsetzen, denn jede menschliche Lebenslage schließt eine negative Seite ein, vor der man sich fürchten kann. – Selbst etwas Schönes wie eine aufkeimende Liebe kann die Angst vor Zurückweisung beinhalten. Wer im negativen Mimulus-Zustand ist, zieht sich meist von seiner Umwelt zurück und dokumentiert dies auch unbewusst nach außen. Statt aufrecht zu gehen, zieht er den Kopf zwischen die Schultern, spricht leise oder stottert und errötet schnell. Vor schwierigen Situationen wird er oft krank.

Charakteristisch für die Mimulus-Blockade ist die Unverhältnismäßigkeit der Angst zum Anlass, im Unterschied zur Rock-Rose-Blockade mit ihrer sehr akuten, auch objektiv nachvollziehbaren Angst oder der Aspen-Blockade, deren Merkmal unbestimmter Ängste sind.

Wirkung der Bach-Blüte

Die Bach-Blüte Mimulus fördert Zuversicht und Mut. Der Glauben an das Gelingen eigener Pläne wird gestärkt, Schüchternheit und Nervosität werden abgebaut. Die Bereitschaft zur Auseinandersetzung mit den eigenen Ängsten wird gefördert. Der Betroffene erkennt, dass Angst vor allem ein mentales Problem ist, bei dem die übertriebene Bewertung der furchteinflößenden Aspekte abgebaut werden muss. Mithilfe von Mimulus kann die dahinter stehende Sensibilität in produktive Bahnen gelenkt werden.

Aus der Praxis

Eine Patientin im Alter von 28 Jahren leidet unter Tachykardie (Herzjagen). Weder das EKG noch die Laboruntersuchungen bringen einen organischen Krankheitsbefund. Da die junge Frau sehr ängstlich und überempfindlich ist, bekommt sie Mimulus. Die Bach-Blüte hilft ihr, härter zu werden und mit ihren Ängsten besser umzugehen. Bald lassen auch die Tachykardien merklich nach.

● *Leitsatz*

Ich bin voller Vertrauen und Zuversicht.

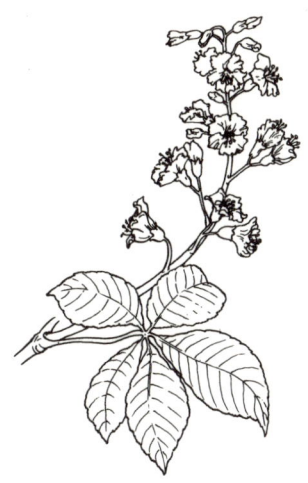

Red Chestnut (25)
Rote Kastanie · Aesculus carnea

Typische Aussage
Das Wohl meiner Lieben geht
mir über alles.

*Kurzbeschreibung der
Anwendungsgebiete*
Die Angst um andere Menschen
nimmt übertriebene Dimensionen
an.

Pflanzenporträt
Die rote Kastanie wird im Unterschied zur weißen Rosskastanie,
aus der die White-Chestnut-
Essenz gewonnen wird, nur zehn
bis fünfzehn Meter hoch und ist
insgesamt zierlicher. Von Mai bis
Juni entwickeln sich gleichzeitig
die fingerartigen Blätter und die
Blüten. Die kräftig rosa- bis rot-
farbenen Blüten wachsen in dichten Kerzen und haben den Aesculus carnea zu einem beliebten
Alleenbaum in unseren Breiten
gemacht. Die Blüten werden nach
der Kochmethode zur Essenz Red
Chestnut verarbeitet.

Der harmonische Zustand

Ein Mensch mit harmonisch entwickelter Red-Chestnut-Anlage lebt in intensivem Bezug zu seiner Umgebung, vor allem zu seiner Familie und seinem Partner. Er interessiert sich für deren Gedanken, Ängste und Hoffnungen und hilft gerne bei deren Bewältigung, ohne sich aufzudrängen. Für ihn ist es selbstverständlich, in Krisen fürsorglich zu unterstützen und mit anzufassen, wenn Not am Mann oder an der Frau ist. Bei allem Mitgefühl gesteht er sich selbst und seinen Mitmenschen ausreichend Raum für die eigenen Bedürfnisse zu.

Der blockierte Zustand

Der blockierte Red-Chestnut-Zustand ist ein typisches Familienphänomen, das in den meisten Fällen von der Mutter ausgeht. Übervorsichtig und übereifrig ängstigt sie sich ständig um die Gesundheit und das Wohl ihrer Lieben und nervt sie damit. Besorgt achtet sie auf gesundes Essen, warme Kleidung und umsichtiges Verhalten, versucht jedes Risiko einer Erkrankung oder Verletzung zu umgehen. Damit erreicht sie oft das Gegenteil und hemmt jede spontane Idee.

Die Ursache für dieses Verhalten ist mangelndes Vertrauen in die Abläufe des Daseins. So eine Mutter erwartet vom Leben nur Niederlagen oder Leiden und kümmert sich deshalb gar nicht erst um ihre eigenen Interessen. Stattdessen überträgt sie diese Ängste auf ihre Angehörigen und versucht, sie zu schützen. Dass sie ihre Lieben damit eher belastet, merkt sie gar nicht.

Wirkung der Bach-Blüte
Die Essenz Red Chestnut stärkt verschiedene Komponenten: das Vertrauen in die positiven Zusammenhänge des Lebens, das Vertrauen in die Eigenverantwortlichkeit der Umsorgten und das Interesse an sich selbst. Alle gemeinsam tragen dazu bei, dass die übertriebene Angst um andere auf ein normales Maß reduziert wird. Begründete Befürchtungen und darauf basierende Ratschläge werden dann auch gerne von den Familienmitgliedern angenommen. Denn nun gehen sie nicht mehr in einer Flut übertriebener Forderungen unter.

Aus der Praxis
Eine 64-jährige Frau klagt über Ein- und Durchschlafstörungen, innere Gereiztheit, Unausgeglichenheit. Sie wohnt mit ihrer längst erwachsenen Tochter zusammen und ärgert sich ständig über diese, weil sie ihrer Meinung nach nicht selbstständig genug ist. Im Gespräch wird deutlich, dass die Mutter ihre Tochter gar nicht selbstständig sein lässt, dass sie Sie nicht loslässt. Sie unterstützt sie bei allen möglichen Aufgaben, weil sie meint, ihre Tochter könne das nicht allein bewältigen, sei dazu nicht in der Lage. Die Patientin bekommt unter anderem die Bach-Blüte Red Chestnut, mit der sie lernt, ihre Tochter loszulassen, und mit der sie einsieht, dass jeder sein eigenes Leben führen muss.

● *Leitsatz*
Jeder Mensch hat seinen Schutzengel.

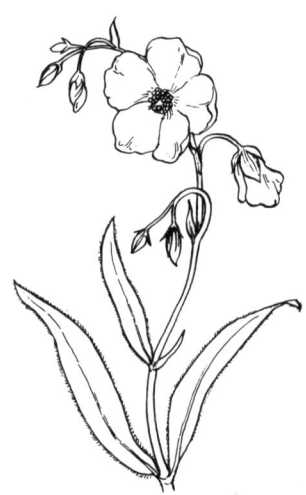

Rock Rose (26)
**Gelbes Sonnenröschen ·
Helianthemum Nummularium**

Typische Aussage
Manchmal fühle ich mich wie
gelähmt vor Angst.

*Kurzbeschreibung der
Anwendungsgebiete*
Bei unerwarteten Ereignissen tritt
akute Panik oder Hysterie ein.

Pflanzenporträt
Aus dem englischen Namen Rock
Rose kann man schon erste Hinweise auf den Lebensraum des
Sonnenröschens entnehmen: Die
anspruchslose Pflanze wächst
bevorzugt auf felsigem oder stei-
nig-kiesigem Untergrund auf
Hügeln und Böschungen.
Buschig rankt sie darüber hinweg
und bildet von Ende Mai bis
August oder Anfang September
mit ihren Blüten gelb leuchtende
Matten. Die Bach-Blüten-Trop-
fen werden durch die Sonnenmethode produziert.

Der harmonische Zustand
Offenheit, Mut und Spontaneität
sind die Attribute eines ausgeglichenen Rock-Rose-Charakters.
Sein natürlicher Instinkt wurde
nicht durch gesellschaftliche
Zwänge u. Ä. beeinträchtigt. Er
vertraut völlig seiner inneren

Führung und kann deshalb auch in schwierigen Phasen blitzschnell, ohne langes Nachdenken reagieren. Dabei entwickelt er ungeahnte Kräfte und wächst über sich selbst hinaus. Die „Helden", die bei Katastrophen ohne einen Gedanken an sich selbst helfen, sind positive Rock-Rose-Charaktere.

Der blockierte Zustand
Die Rock-Rose-Blockade ist meist nur ein vorübergehender Zustand, der oft auf ein schwaches Nervensystem zurückzuführen ist. Solche Menschen reagieren auf unerwartete Ereignisse aufgrund ihrer großen Empfindlichkeit konfus oder panisch.
Akute Notsituationen wie Unfälle, Katastrophen oder Todesangst lösen Panik und irrationale Ängste aus. Der Betroffene reagiert hilf- und orientierungslos, unvernünftig oder hysterisch. Körperliche Symptome sind Zittern, Schweißausbrüche, schneller Wechsel der Gesichtsfarbe oder auch das Versagen der Sprache. Oft ist das zentrale Nervensystem und damit der Solarplexus überfordert; man hat oftmals das Gefühl, einen Schlag in die Magengrube bekommen zu haben.

Wirkung der Bach-Blüte
Die Essenz Rock Rose wird auch die Panikblüte genannt, weil sie diesen Zustand des inneren Terrors sehr schnell reguliert. Sie ist deshalb ein wichtiger Bestandteil der Notfalltropfen. Sie aktiviert die kurzfristig verloren gegangenen Eigenschaften der Geistesgegenwart, Gelassenheit und Tapferkeit und kann in Krisenlagen so große Energien entwickeln, dass der Betroffene über sich hinauswächst und sich, ohne auf sein eigenes Wohlergehen zu achten, für andere engagiert.

Aus der Praxis
Dieselbe Tachykardie-Patientin, die unter Mimulus bereits erwähnt wurde, bekommt im akuten Anfall des Herzrasens Rock Rose. Denn in dieser Situation wird sie von Panik, Luftnot, Schweißausbrüchen und Übelkeit beherrscht. Rock Rose unterstützt sie dabei, aus diesem Zustand herauszukommen, ohne in fürchterliche Panik zu verfallen.

• *Leitsätze*
Ich bin voller Kraft und Gelassenheit.
Ruhe und Kraft strömen durch meinen Körper.

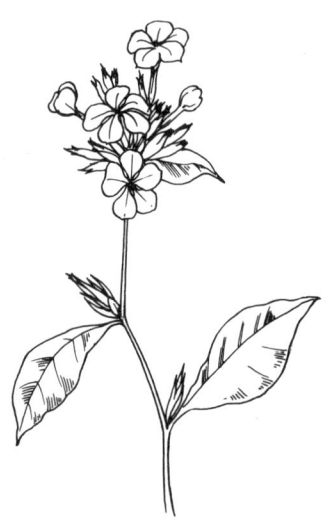

Cerato (5)
**Bleiwurz/Hornkraut ·
Ceratostigma willmottiana**

Typische Aussagen
Ich lasse mich leicht beeinflussen.
Sicherheitshalber hole ich mir bei
anderen Rat.
Was würdest du an meiner Stelle
tun?

*Kurzbeschreibung der
Anwendungsgebiete*
Fehlendes Selbstvertrauen ist die
häufigste Grundlage für Unsicherheit.

Pflanzenporträt
Importiert aus dem Himalaja wird
Bleiwurz erst seit Beginn des
zwanzigsten Jahrhunderts in Mit-
teleuropa als Zierpflanze kultiviert, wächst hier also nicht wild
im Unterschied zu den anderen
Blumen, die Edward Bach für
seine Blütenmittel sammelte.
Cerato ist eine Herbstblume,
deren wunderschöne blauviolette
Blüten sich von August bis Oktober öffnen, allerdings jeweils nur
für einen Tag. Die Essenz wird
mit der Sonnenmethode hergestellt.

Der harmonische Zustand

Bei harmonischer Entwicklung vertraut der Cerato-Mensch einer inneren Stimme, wenn er eine Entscheidung fällen muss. Da er wissbegierig und vielfältig interessiert ist, hat er zuvor Informationen gesammelt und sorgfältig ausgewertet. Auf dieser Basis fällt er seinen Entschluss. Er weiß, dass er im Rahmen seiner Möglichkeiten alle Aspekte abgewogen hat und deshalb in dieser Situation aus seiner persönlichen Sicht nur so handeln kann. Auch wenn jemand sehr überzeugende Argumente dagegen setzt, lässt er sich nicht von seiner Absicht abbringen.

Der blockierte Zustand

Ist die Cerato-Anlage blockiert, kann der Betroffene nur sehr schwer Entschlüsse fassen. Er sammelt alle Informationen zu seinem Problem, fragt jeden um Rat und ringt sich nur schwer zu einem eigenen Urteil durch. Kaum hat er es gefällt, zweifelt er es auch schon an oder lässt sich durch andere Meinungen verunsichern. Wenn er die Möglichkeit hat, macht er das kurz vorher Beschlossene wieder rückgängig, und der ganze Kreislauf beginnt von vorn. Seine Mitmenschen empfinden ihn oft als wankelmütig und wegen seiner ständigen Fragerei nervtötend. Sie nehmen ihn manchmal nicht ernst, haben ihn als naiv oder dumm eingestuft. Beides ist er nicht. Denn die Ursache für sein Verhalten liegt einzig in Unsicherheit und Selbstzweifeln in Bezug auf die eigenen Erkenntnisse. Es fehlt ihm die Selbstsicherheit, diese als richtig anzuerkennen und seinem Instinkt zu trauen.

Wirkung der Bach-Blüte

Die Bach-Blüten-Essenz Cerato knüpft die zerstörte Verbindung zur inneren Stimme und verschafft ihr wieder Gehör. Angehäuftes Wissen und gesammelte Erfahrungen verbinden sich zu einer dynamischen Lebensklugheit. Bei Kindern, die ständig fragen, fördert es die Eigenständigkeit und das Erwachsenwerden.

Aus der Praxis

Eine Frau im Alter von 50 Jahren ruft ständig in der Naturheilpraxis an, wenn sie Beschwerden hat. Dies ist natürlich grundsätzlich richtig und dazu werden auch alle Patienten ermutigt. Allerdings meldet sich diese Frau auch mit kleinsten Problemen. Das ist ihr selbst immer sehr unangenehm, zumal sie auch in anderen Lebenssituationen Schwierigkeiten hat, eine Entscheidung zu fällen Die Bach-Blüte Cerato hilft ihr, mehr Vertrauen zu sich selbst zu entwickeln, auf ihre innere Stimme zu hören und entsprechende Entschlüsse zu fassen.

Leitsätze

Ich treffe zum richtigen Zeitpunkt die richtige Entscheidung. Ich vertraue meinem Gespür.

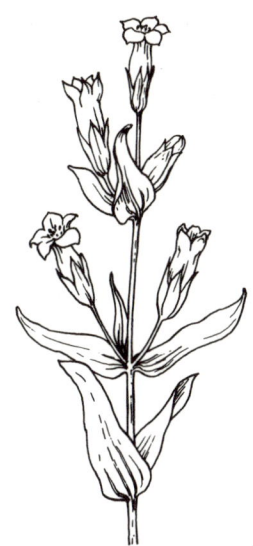

Gentian (12)
Bitterer Enzian · Gentiana amarella

Typische Aussagen
Das wird bestimmt nicht klappen.
Ich werde das bestimmt nicht
noch einmal versuchen.

*Kurzbeschreibung der
Anwendungsgebiete*
Übertriebene Skepsis und schnelle
Entmutigung durch Rückschläge
führt zu Unsicherheit in Bezug
auf eigene Entscheidungen.

Pflanzenporträt
Der Bittere Enzian ist nicht mehr
so häufig als Wildpflanze zu finden, weil er sehr empfindlich auf
Schadstoffe und Chemikalien in
der Luft reagiert. Er wächst auf
trockenen Untergründen wie ver-
karsteten Weiden, Dünen oder
Klippen. Diese Pflanze wird auch
Herbstenzian genannt, weil sie
von August bis Oktober blüht.
Dabei reicht die Farbpalette von
Blau bis Purpur. Mittels der Sonnenmethode wird die Bach-Blüten-Essenz Gentian hergestellt.

Der harmonische Zustand
Gottvertrauen im Sinne eines
Glaubens an eine positive höhere
Gewalt der Welt charakterisiert
den ausgeglichenen Gentian-
Menschen. Er gestaltet sein Leben
voller Zuversicht, indem er seine
ganze Persönlichkeit einbringt.
Komplikationen oder Rückschläge entmutigen ihn nicht, weil er
sie unmittelbar als das interpre-
tiert, was sie sind: Zeichen, dass
der eingeschlagene Weg so nicht
zum Ziel führt, dass es eine andere Lösung für das Problem geben
muss. Er lernt beim nächsten Versuch produktiv um. Wenn es ihm
nötig erscheint, ändert er auch
seine Pläne und verfolgt sein
ursprüngliches Ziel nicht weiter.
Dabei verlässt er sich auf seine
innere Führung und ist voller
Gewissheit, dass sein Gefühl ihn
letztlich richtig leiten wird.

Der blockierte Zustand
Ist die Gentian-Anlage blockiert,
fehlt die Verbindung zu einem
umfassenden Weltverständnis als
ordnende Komponente, und der
Betroffene beurteilt die Ergebnisse
seines Handelns jeweils einzeln,
das heißt, ohne sie im größeren
Zusammenhang zu sehen, also in
Verbindung mit anderen Elemen-
ten seines Lebens und seiner
Umwelt. Wenn er dann einen
Fehler macht oder einen Rück-
schlag erleidet, zieht er daraus den
– in der Regel falschen – Schluss,
dass auch jeder weitere Versuch
fehlschlagen muss.
Mit dieser negativen Einstellung
nähert er sich auch anderen Aufgaben und erwartet schon sein
eigenes Versagen. Häufig tritt dies
dann auch ein und bestätigt die
Befürchtungen. So entsteht ein
„Teufelskreis", der in Pessimismus
und Selbstzweifeln mündet. Mit
der steigenden Zahl der Fehlschlä-
ge sinkt natürlich auch die Risikobereitschaft, etwas Neues zu
probieren. Gentian-blockierte
Menschen wirken deshalb oft
schwach und verzagt.

Wirkung der Bach-Blüte

Die Bachessenz Gentian wird angewendet bei so genannten reaktiven Depressionen, die das Ergebnis eines oder mehrerer konkreter Ereignisse sind. Sie fördert allgemein den Lebensmut und gibt neue Energie, sich mit bestimmten Angelegenheiten auseinander zu setzen und bei Rückschlägen nicht gleich aufzugeben. Sie fördert eine positive Haltung zu sich selbst und der Umwelt sowie eine „Gesamtschau" des eigenen Lebens, was wiederum die negative Kraft von Niederlagen relativiert.

Gentian hilft auch, stockende Genesungsprozesse wieder anzuschieben, indem Zweifel am Heilungsprozess abgebaut werden. Immer wieder ist zu beobachten, dass der Gentian-blockierte Pessimist natürlich auch an der Wirksamkeit der Bach-Blüte Gentian zweifelt.

Aus der Praxis

Eine 38-jährige Patientin leidet unter einer Nahrungsmittelallergie. Die begonnene homöopathische Therapie bringt Erfolge, aber die Frau erkennt diese nicht. Sie sieht alles negativ, achtet auf jede Kleinigkeit, die sich nachteilig am Körper verändert, und stellt die Behandlung teilweise infrage. Mithilfe der Bach-Blüte Gentian lernt sie, positiver zu denken, nicht nur die negativen, sondern auch die positiven Veränderungen zu sehen. Ihre Körperhaltung und ihr Gesichtsausdruck werden lockerer und gelöster.

• *Leitsätze*

Erfolg ist ein Teil meines Lebens. Nichts im Leben ist vergeblich, alles hat einen Sinn.

Jedes Ding hat auch eine positive Seite.

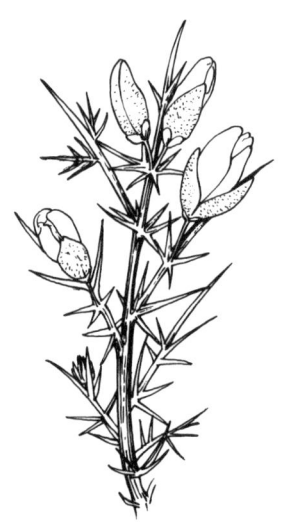

Gorse (13)
Stechginster · Ulix europaeus

Typische Aussagen
Mir kann keiner helfen.
Alles ist sinnlos.

Kurzbeschreibung der
Anwendungsgebiete
Hoffnungslosigkeit und Resignation führen zu Antriebsarmut und Tatenlosigkeit.

Pflanzenporträt
Von März bis Juni färben die Blüten des Stechginsters die Sandböden Mitteleuropas goldgelb. Allerdings blüht die Pflanze auch noch im restlichen Jahr, aber nicht mehr so üppig. Die immergrünen Sträucher sind zäh, anspruchslos und werden mit ihren stacheligen Zweigen etwa zwei Meter hoch. Die Schmetterlingsblüten werden mit der Sonnenmethode verarbeitet.

Der harmonische Zustand
Wer eine harmonisch entwickelte Gorse-Anlage besitzt, steht seinem Leben voller Hoffnung und Optimismus gegenüber. Er geht davon aus, dass das Schicksal es gut mit ihm meint und dass Schattenseiten dazu da sind, das Licht und die angenehmen Dinge des Lebens hervorzuheben. Er weiß, dass alles im Leben zwei Seiten hat und dass auf schwierige Phasen irgendwann auch wieder glücklichere Zeiten folgen. Mit dieser lebensbejahenden Haltung kann er andere Menschen bei der Bewältigung ihrer Probleme und der Annahme ihres Schicksals unterstützen. Auf seine Umwelt wirkt er gelassen, optimistisch und weise.

Der blockierte Zustand
Im blockierten Gorse-Zustand geht der Sinn für die Polarität der Welt verloren und es ist nur die dunkle Seite des Lebens zu sehen. Der Betroffene fühlt sich wie in einem langen schwarzen Tunnel, aus dem es kein Entrinnen gibt. Da ein Entkommen unmöglich scheint, versucht er es gar nicht aus eigenem Antrieb und resigniert. Er gibt sich auf, seine Lebensenergien schwinden.

In dieser Lage befinden sich oft chronisch oder unheilbar Erkrankte, die bereits zahlreiche erfolglose Therapien hinter sich und keine Hoffnung auf Linderung oder Heilung haben. Falls sie noch einen weiteren Therapieversuch machen, dann meist nur ihren Angehörigen zuliebe, nicht weil sie selbst eine Erholung erwarten. Diese Haltung ist vor allem deshalb fatal, weil die negative Einstellung und die passive Abwehr jede Besserung von vornherein hemmen.
Gorse-Blockaden sind vielfach bereits an sehr blasser Haut, glanzlosen Augen und langsamen, schwunglosen Bewegungen zu erkennen. Diese Menschen wirken leblos.

Wirkung der Bach-Blüte
Die Gorse-Essenz weckt die Lebensgeister und wandelt die passive Resignation in aktiven Willen um. Sie öffnet den Betroffenen dafür, hinter seinem Leid einen Sinn anzunehmen, wenn dieser ihm vielleicht auch nicht bewusst oder verständlich ist. Schon diese veränderte Perspektive leitet in vielen Fällen einen Genesungsprozess ein oder hilft Menschen, sich besser mit ihrer Krankheit zu arrangieren, sich noch für anderes zu interessieren und ihre Persönlichkeit weiterzuentwickeln.

Aus der Praxis
Bei einer 63-jährigen Frau wird Krebs diagnostiziert. Die Bach-Blüte Gorse gibt ihr neue Hoffnung, und sie sieht ihre Zukunft nicht mehr ganz so schwarz wie zuvor. Dadurch kann die angewandte Chemotherapie besser wirken.

● *Leitsätze*
Auf jede Nacht folgt ein Tag.
Positive Energien fließen durch meinen Körper.

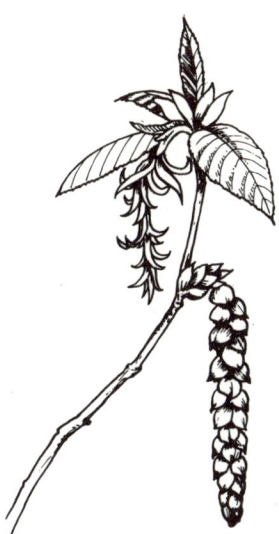

Hornbeam (17)
Hain-/Weißbuche · Carpinus betulus

Typische Aussage
Wenn ich daran denke, was ich noch alles machen muss, habe ich schon keine Lust mehr.

Kurzbeschreibung der Anwendungsgebiete
Angesichts bevorstehender Zweifel an der eigenen Kraft und Leistungsfähigkeit tritt Erschöpfung ein, bevor überhaupt mit der Arbeit begonnen wurde.

Pflanzenporträt
Die Hainbuche ist in Gegenden mit gemäßigtem Klima beheimatet und wird etwa 25 Meter hoch. Damit ist sie deutlich kleiner als ihre Verwandte, die Rotbuche. Der Stamm ist aus sehr hartem Holz und von einer eisengrauen Rinde umgeben. Aus diesen beiden Gründen wird die Weißbuche auch Eisenbaum genannt. Im April und Mai erscheinen die männlichen und die weiblichen Blüten. Die Deckblätter der weiblichen Blüten entwickeln sich zu kleinen Flügeln, mit denen die Samen im Wind davonfliegen. Die Blütenessenz wird mit der Kochmethode produziert.

Der harmonische Zustand
Ein ausgeglichener Hornbeam-Charakter ist die Stütze der Familie oder die rechte Hand des Chefs, denn diese Menschen überzeugen durch ihre Beständigkeit und zuverlässige Zielstrebigkeit. Sie arbeiten immer leistungsbezogen und mit einem gewissen Hang zur Perfektion. Dabei neigen sie aber nie zu Übertreibungen oder dazu, sich selbst zu überfordern. Sie kennen ihre Energiepotenziale ganz genau und wissen, wann es Zeit ist, wieder Kraft zu tanken. Sie pflegen deshalb ihre vielfältigen anderen Interessen wie Sport oder Hobbys, die mit ihrer Hauptaufgabe nichts zu tun haben, und schaffen sich so einen Ausgleich.

Der blockierte Zustand
Belastet man seine geistige Seite zu viel oder setzt sie ununterbrochen neuen Reizen aus, ohne für einen körperlichen und seelischen Ausgleich zu sorgen, tritt die Hornbeam-Erschöpfung auf. Bei dieser Blockade fühlt man sich angesichts seiner – durchaus zumutbaren – zu erledigenden Aufgaben, schon gelähmt, erschöpft, ausgelaugt, lustlos oder desinteressiert, bevor man überhaupt angefangen hat. Die alltägliche Routine wird zur Last durch ihre Einseitigkeit. Hat der Betroffene jedoch aufgrund seines Pflichtbewusstseins einmal mit der Arbeit angefangen, geht sie ihm leicht von der Hand. Aber es kostete ihn zuvor große Anstrengung, diese „Montagsmüdigkeit" zu überwinden, – und beim nächsten Mal wird er wieder die gleichen Anlaufschwierigkeiten haben. Dagegen erledigt er kompliziertere, aber ungewöhnliche Aufträge mit besonders großem Elan.
Im Unterschied zur Olive-Blockade ist diese Erschöpfung auf geistiger Ebene eine Folge zu einseitiger Belastung und nicht von zu großer Überlastung.

Wirkung der Bach-Blüte
Die Bach-Blüte Hornbeam wirkt
wie ein Energieschub, und zwar
auf allen Ebenen der Persönlichkeit. Diese werden wieder besser
miteinander verknüpft, sodass
auch die Bedürfnisse außerhalb
des Geistes Berücksichtigung finden. Man fühlt sich wacher und
tatkräftiger, auch körperlich. Die
Blockade wird aufgelöst und der
Betreffende erfüllt alle Anforderungen ohne Erschöpfung, weil er
sich nun auch andere Anregungen
gönnt.
Bei einer chronischen Blockade
fördert die Essenz auch den
Denkprozess, ob vielleicht ein
Stellen- oder Berufswechsel angebracht ist, um die bedrückende
Ursache für die geistige Ermü-
dung zu beseitigen. Hier kann
eine Kombination mit Walnut
angebracht sein, um die Entscheidung zu erleichtern.
Hornbeam hilft auch, eine ins
Stocken geratene Genesung wieder in Gang zu bringen.

Aus der Praxis
Eine Frau im Alter von 38 Jahren
klagt über ständige Müdigkeit. Sie
ist lustlos und antriebslos, kann
sich nicht dazu aufraffen, ihre alltäglichen Angelegenheiten zu erledigen. Sie sagt von sich, ihr Kopf
sei leer und müde. Sie bekommt
die Blüte Hornbeam, die ihr hilft,
sich aufzuraffen, mehr Spontaneität zu zeigen und gegen ihre
geistige Erschöpfung anzugehen.

● *Leitsätze*
Ich bin frisch und munter.
Ich bin voll Konzentration und
Energie.

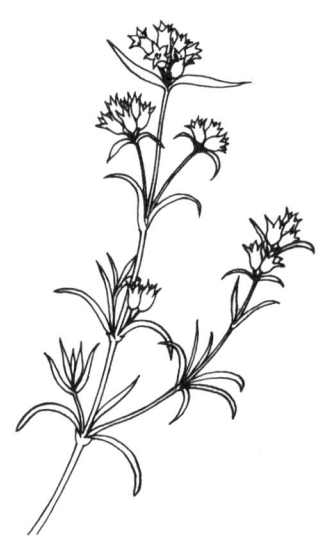

Scleranthus (28)
**Einjähriger Knäuel ·
Scleranthus annuus**

Typische Aussage
Ich kann mich oft nicht für etwas
entscheiden, weil doch alles seine
Vor- und Nachteile hat.

*Kurzbeschreibung der
Anwendungsgebiete*
Ständige Unentschiedenheit und
Zaudern bewirken eine allgemei-
ne Unsicherheit, die sich auf alle
Lebensbereiche ausdehnt.

Pflanzenporträt
Dem Einjährigen Knäuel wurde
durch Unkrautvernichtungsmittel
hart zugesetzt. Früher wuchs er
noch in Getreidefeldern und Wie-
sen, heute lebt er vor allem auf
sandigem und kiesigem Brachland
oder auf anderen kargen Untergründen wie Schutthalden. Seine
Stängel sind weit verzweigt und
kriechen dicht am Boden. Von
Mai bis September, je nach Wet-
terlage, blüht Scleranthus in
unauffälligen kleinen grün-weißen
Blütenbüscheln. Mithilfe der
Kraft der Sonne wird die Bach-
Blüten-Essenz hergestellt.

Der harmonische Zustand

Den ausgeglichenen Scleranthus-Charakter prägt die Leichtigkeit, mit der er durch das Leben geht. Ohne lange zu überlegen, weiß er immer ganz genau, was er machen soll. Souverän trifft er seine Entscheidungen und hat auch kein Problem damit, sie in Einzelfällen zu widerrufen, wenn es nötig ist. Er gibt einen Irrtum zu, ohne „sich einen Zacken aus der Krone zu brechen". Das macht ihn flexibel und vielseitig. Er zeigt sich immer offen für Neues und kann die Vor- und Nachteile einer Idee schnell gegeneinander abwägen. Diese Paarung von geistiger Flexibilität und Geradlinigkeit basiert auf einem sehr ausgewogenen Gleichgewicht von Körper, Seele und Geist und vor allem auf einem sicheren Vertrauen auf die eigene Intuition. Unsicheren und nervösen Menschen kann der Scleranthus-Charakter mit ruhiger Eindeutigkeit helfen, Zutrauen zu ihrer inneren Stimme zu fassen.

Der blockierte Zustand

Schlägt die Scleranthus-Anlage ins Negative um, wird aus Flexibilität Wankelmut und Unentschlossenheit, aus geistiger Aufgeschlossenheit innere Zerrissenheit. Da das Vertrauen auf die innere Führung fehlt, wird für den Betroffenen jede Entscheidung zum inneren Kampf. Er wägt alle positiven und negativen Seiten immer wieder gegeneinander ab, kann sich aber nicht definitiv entscheiden, welche Aspekte für ihn wichtiger sind. Dadurch können sich wesentliche Entschlüsse über viele Wochen hinziehen, zumal auch kein Rat von anderen erfragt wird. Scleranthus will seine Probleme allein lösen.

Der inneren Unruhe, die ein ungelöstes Problem mit sich bringt, versucht er oft, durch Ablenkung zu entfliehen. Am Ende beschäftigt er sich mit vielen Fragen gleichzeitig und verzettelt sich leicht. Der ganze Prozess ist mit starken Stimmungsschwankungen gekoppelt: Beschäftigt sich der Betroffene mit einer neuen Idee ist er guter Dinge, gelangt er an den Punkt, wo er sich wieder nicht zu einem Ergebnis durchringen kann, hat er schlechte Laune. Für ihre Umwelt gelten Scleranthus-Blockierte als unzuverlässig, wechselhaft, launisch und inkonsequent. Die Unausgeglichenheit dokumentiert sich auch körperlich durch nervöse Gesten und in Problemen mit dem Gleichgewichtssinn, der Haut oder mit Klimawechseln bei der Reise.

Wirkung der Bach-Blüte
Die Bachessenz Scleranthus stärkt die Konzentration und Entschlusskraft, indem sie das innere Gleichgewicht unterstützt. Die ausgeprägten Schwankungen im geistigen und mentalen Bereich werden nach und nach ausgeglichen. Scleranthus hilft auch, schwankende körperliche Symptome wie den Wechsel zwischen Appetitlosigkeit und Heißhunger oder Durchfall und Verstopfung auf ein gesundes Mittelmaß einzupendeln. Die Bach-Blüte wirkt immer dann unterstützend, wenn Erkrankungen mit psychischer Instabilität in Verbindung zu bringen sind.

Aus der Praxis
Eine 38-jährige Frau kämpft mit dem Problem, sich nicht entscheiden zu können. Sie fängt viele Dinge gleichzeitig an, ist unkonzentriert, vergisst deshalb einiges oder lässt manches liegen, weil sie nicht weiß, was wichtiger ist. Scleranthus hilft ihr, ihre innere Sicherheit zu finden. Durch die Bach-Blüte lernt sie, sich zu entscheiden und ihre innere Angst vor einer solchen Festlegung, die ein Entschluss bedeutet, zu überwinden.

● *Leitsätze*
Meine innere Balance ist harmonisch.
Ich entscheide frei und sicher.

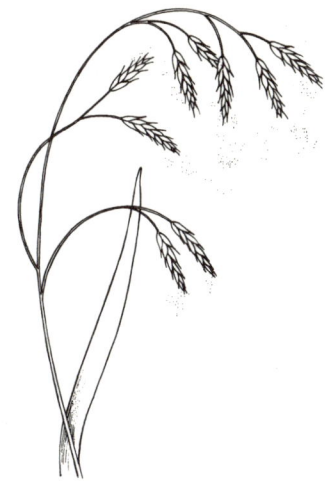

Wild Oat (36)
Waldtrespe · Bromus ramosus

Typische Aussagen
Ich habe viele Interessen, aber
nichts fesselt mich wirklich.
Mir fehlt ein richtiges Ziel im
Leben.

*Kurzbeschreibung der
Anwendungsgebiete*
Vielseitige, aber nicht klar gelenk-
te Begabungen führen zu Un-
schlüssigkeit und Unsicherheit bei
Entscheidungen.

Pflanzenporträt
Die Waldtrespe wird auch Wild-
hafer oder Hafergras genannt. Sie
wächst vereinzelt stehend in
feuchtem Gelände, oft im Schutz
von Hecken oder Waldrändern,
wo sie über einen Meter hoch
wird. Schmale, leicht behaarte
Blätter umhüllen den langen
Halm. Im Sommer, zwischen Juli
und August, blüht die Waldtrespe
wie alle Getreidepflanzen versteckt in den Rispen. Die Bach-
Blüten-Tropfen werden durch die
Sonnenmethode hergestellt.

Der harmonische Zustand
Wild-Oat-Charaktere sind vielseitig interessierte und begabte Menschen. Dabei haben sie klare Vorstellungen, von dem, was sie im Leben erreichen wollen und verfolgen diese Linie sehr zielstrebig. Sie engagieren sich oft in unterschiedlichen Bereichen gleichzeitig und mit Erfolg, ohne jedoch von ihrer grundsätzlichen Richtung abzuweichen. Was sie einmal angefangen haben, führen sie auch zu Ende und bleiben trotzdem offen für Anregungen.

Der blockierte Zustand
Ist die Eigenschaft Wild Oat blockiert, probieren diese talentierten Menschen immer wieder etwas Neues. Denn sie befinden sich ständig auf der Suche nach dem Sinn und Ziel ihres Lebens, ohne sich festlegen zu können. Und dies gilt für alle Aspekte des Lebens: Ob Beruf, Partner, Hobby, Wohnort oder Freunde, es wird immer gewechselt, keine langfristige Verpflichtung eingegangen. Grund dafür ist die mangelnde innere Führung. Wild-Oat-Charaktere verlassen sich nicht auf ihre Intuition und ihr Gefühl. Bei begabten Jugendlichen, die sich noch orientieren und auf das Erwachsenendasein vorbereiten müssen, ist diese Blockade normal und vorübergehend. Im späteren Leben tritt sie oft noch einmal bei Männern in der Midlife-Crisis und bei Frauen im Klimakterium auf. Dies sind in der Regel die Zeitpunkte, an denen Erwachsene den Verlauf ihrer Biografie überprüfen und manchmal, nach einigen Verwirrungen – ihre Lebensziele bestätigen oder ändern.

Wirkung der Bach-Blüte
Die Bach-Blüte Wild Oat gibt
den Impuls zur inneren Ruhe und
Klarheit. Meist über längere Zeit
genommen, fördert sie die Auseinandersetzung mit dem eigenen
Ich und das Erkennen von
Lebenszielen, die eine Entwicklung der Persönlichkeit vorantrei-
ben. Der Betroffene lebt nicht
mehr auf vielen Ebenen zugleich,
sondern konzentriert sich auf
weniger Erfahrungen, die er dafür
tiefgründiger erlebt.
Bei Jugendlichen mindert Wild
Oat das Gefühl des Hin- und
Hergerissenseins zwischen mehreren interessanten Alternativen.

Aus der Praxis
Eine 39-jährige Frau fühlt sich
unzufrieden und frustriert.
Obwohl sie einen schönen Beruf
hat, möchte sie immer noch etwas
anderes machen. Sie fängt viele
Lehrgänge und Kurse an, bringt
aber nichts zu ihrer Zufriedenheit
zu Ende und beginnt lieber noch
etwas Neues. Auch in ihrem Privatleben geht es ihr nicht anders.
Die Bach-Blüte Wild Oat hilft ihr,
eine klare Richtung in ihrem
Leben zu finden. Außerdem werden ihre Entspannungsübungen
wie autogenes Training empfohlen.

● *Leitsätze*
Ich lebe mehr in der Tiefe statt
in der Breite.
Ich spüre mein Ziel und behalte
es im Auge.

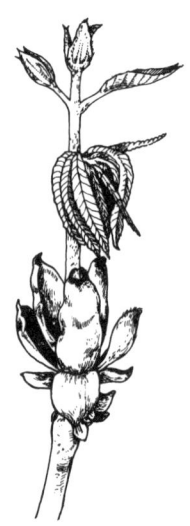

Chestnut Bud (7)
**Knospe der Rosskastanie ·
Aesculus hippocastanum**

Typische Aussagen
Ich lerne wohl nie dazu.
Ich habe in manchen Bereichen
einfach Pech.

*Kurzbeschreibung der
Anwendungsgebiete*
In der Wiederholung der gleichen
Fehler drückt sich mangelndes
Interesse an der Gegenwart aus.
Zerstreutheit oder Unaufmerk-
samkeit verhindern eine aktive
Wahrnehmung der Umwelt,
Erfahrungen bleiben auf diese
Weise so oberflächlich, dass mit

ihnen kein Lerneffekt verbunden
ist.

Pflanzenporträt
Die weiß blühende Rosskastanie
ist in den gemäßigten Zonen der
Erde verbreitet. Wie der ganze
Baum wachsen auch die Triebe
sehr schnell, an deren Enden die
glänzenden Knospen sitzen. Sie
verhüllen unter ihren klebrigen
Häuten die Blüte sowie die Blätter der Kastanie und symbolisie-
ren deshalb auch die Lebenskraft.
Die Essenz von Chestnut Bud
wird aus den Knospen nach der
Kochmethode hergestellt.

Der harmonische Zustand

Chestnut Bud birgt das Potenzial hoher Lern- und Konzentrationsfähigkeit. Menschen, bei denen dieser Zustand harmonisch entwickelt ist, setzen sich mit ihrem Alltag, mit ihrer Umgebung und den Ansprüchen, die man an sie stellt, intensiv auseinander. So sind sie in der Lage, aus all ihren Erfahrungen zu lernen, entsprechende Schlussfolgerungen zu ziehen und danach zu handeln. Sie verstehen es, zwischen für sie wichtigen und unwichtigen Angelegenheiten zu unterscheiden. Chestnut-Bud-Charaktere sind aufgrund dieser Eigenschaften zu großen Leistungen fähig. Unter ihnen finden sich viele erfolgreiche Wissenschaftler, allerdings auch zahlreiche „zerstreute Professoren".

Der blockerte Zustand

Bei zerstreuten Menschen ist der positive Chestnut-Bud-Zustand blockiert: Sie wenden ihre Fähigkeit des schnellen Lernens und der Konzentration ausschließlich auf ihr Fachgebiet an. In ihrem Ressort bieten sie erstklassige Leistungen, während sie in anderen Bereichen völlig unfähig, oft sogar lebensuntüchtig erscheinen. Das liegt daran, dass sie sich für alltägliche Probleme und Angelegenheiten einfach nicht interessieren. Sie befinden sich mit ihren Gedanken meist schon einen oder mehrere Schritte weiter in der Zukunft bei neuen, wichtigen Projekten. Dieses Verhalten ist natürlich nicht an die Berufsgruppe der Professoren gebunden – hier wirkt der Kontrast oft nur besonders auffällig. Auch bei Kindern ist diese Diskrepanz sehr oft zu beobachten: Sie haben häufig ein Schulfach in dem sie glänzen, weil es sie interessiert, erhalten aber in allen Fächern nur schlechte Noten. Oder sie beschäftigen sich Tag und Nacht mit ihrem Hobby und versagen in der Schule. Chestnut-Bud-blockierte Menschen wirken auf ihre Umgebung häufig unüberlegt und einfältig. Sie lernen langsam und kämpfen gegen Lernblockaden. Sie geraten immer wieder in die gleichen Schwierigkeiten, stehen regelmäßig vor den selben Fragen. Dabei handelt es sich oft nur um Kleinigkeiten. Sie verlegen ihre Schlüssel, verpassen den Zug, stehen mit leerem Tank auf der Autobahn und haben keinen vollen Reservekanister dabei. Obwohl diese oft als „Schrulligkeiten" oder „Macken" abgetanen Missgeschicke ihren Alltag erheblich beeinträchtigen, ziehen sie daraus keine Konsequenzen. Schwerwiegender wird es, wenn aus den „Macken" persönliche „Katastrophen" werden, wenn sich jemand z. B. immer wieder an bereits verheiratete Partner bindet oder sich im Beruf in die ewig gleichen Stresssituationen drängen lässt. Dann entsteht ein großer Leidensdruck, der sich auch in regelmäßig wiederkehrenden Krankheiten wie Magengeschwüren, Allergien, Migräne usw. ausdrücken kann.

Wirkung der Bach-Blüte
Die Blütenessenz Chestnut Bud steigert die Lernfähigkeiten sowohl im intellektuellen als auch im alltäglich praktischen Bereich. Die allgemeine Aufmerksamkeit sowie die Anteilnahme am Geschehen in der Gegenwart werden erhöht. Durch diese aktive Auseinandersetzung mit der Umwelt entwickelt sich die Persönlichkeit als Ganzes weiter und der Lernprozess wird wesentlich erleichtert, denn jeder lernt am einfachsten das, was ihn auch interessiert.

Aus der Praxis
Eine 24-jährige Studentin will sich das Rauchen abgewöhnen und hat das Problem, dass sie immer erst in der letzten Minute anfängt, für ihre Prüfungen zu lernen. Die Folge davon ist, dass sie einerseits mit der Menge des Stoffs nicht klarkommt und andererseits in Stress gerät und sehr viel raucht. Natürlich weiß sie, dass sie eher mit dem Lernen beginnen sollte, aber sie schafft es nicht. Mithilfe von Chestnut Bud gelingt es ihr, sich effektiver mit ihrem Studium zu beschäftigen. Dadurch wird Stress abgebaut, und sie raucht weniger.

● *Leitsätze*
Ich lebe in der Gegenwart.
Ich lerne aus meinen Erfahrungen.

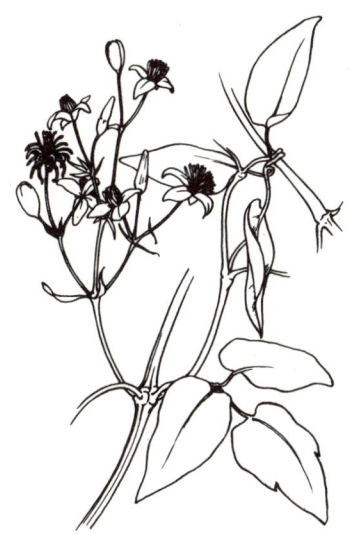

Clematis (9)
Gemeine Waldrebe · Clematis vitalba

Typische Aussagen
Ich war so in meine Gedanken vertieft, dass ich das nicht bemerkt habe.
In meiner Fantasie ist alles wunderschön.

Kurzbeschreibung der Anwendungsgebiete
Durch Träumereien und Flucht in die Fantasie geht der Bezug zur Gegenwart verloren.

Pflanzenporträt
Clematis ist eine Kletterpflanze, die mit ihrem holzigen, nur zwei bis drei Zentimeter dicken Stiel bis zu dreißig Meter in die Höhe wächst und sich dabei an Bäumen oder Mauern abstützt. Sie blüht von Juli bis September in kleinen, weißen Blüten. Die Samenkörner der Pflanze werden von silbrigen Fäden gehalten und haben ihr im Volksmund den Namen Greisenbart eingetragen. Die Blüten werden auf der Basis der Sonnenmethode zur Essenz verarbeitet.

Der harmonische Zustand
Clematis-Persönlichkeiten sind oft introvertiert und besitzen eine große Fantasie. Damit sind sie in der Lage, Ideen zu entwickeln und kreativ umzusetzen. Sie gehören zu den Menschen, die Utopien entwickeln und an deren Umsetzung arbeiten, um eine bessere Wirklichkeit zu gestalten. Häufig haben sie kreativ-künstlerische Berufe wie Maler, Grafiker, Schriftsteller oder Schauspieler. Hier können sie ihr schöpferisches Potenzial verwirklichen.

Der blockierte Zustand
Viele Clematis-Typen, die ihre kreative Energie nicht ausleben können, flüchten sich vor der Realität in die Fantasie. Dort erträumen sie sich ein neues Leben nach ihren Vorstellungen. Sie denken sich ihren eigenen Film aus, in dem sie selbst die Hauptrolle spielen. Und während der Film läuft, registrieren sie ihre Umwelt überhaupt nicht. Sie gelangen von A nach B, ohne sich hinterher erinnern zu können, wie das passiert ist. Sie laufen mit offenen Augen an ihren Bekannten vorbei, ohne sie zu sehen, weil sie mit ihrer Aufmerksamkeit völlig in ihrer „inneren" Geschichte

sind. Es macht ihnen nichts aus, allein zu sein, weil sie in ihrem Kopf immer Gesellschaft haben. Bei besonders negativer Ausprägung dieses Zustands wählen sie sogar die Isolation, weil ihre Fantasie viel schöner ist.

Auf ihre Umwelt wirken sie gedankenverloren und verträumt, unaufmerksam und abgelenkt, oft teilnahmslos. Sie schlafen und dösen gern, stoßen sich häufig, weil sie nicht auf ihre Umgebung achten, und haben oft ein schlechtes Gedächtnis, insbesondere für Details. Clematis-blockierte Menschen leiden oft unter kalten Händen und Füßen sowie Seh- und Hörschwächen. Auch der übermäßige Konsum von Alkohol und Drogen, der eine Flucht vor der Realität bedeutet, zeugt in vielen Fällen von einer Clematis-Blockade. Vor allem Jugendliche in der Pubertät leiden häufig unter Clematis-Symptomen, weil sie sich in dieser Übergangsphase zwischen Kindheit und Erwachsensein noch orientieren müssen. Sie flüchten in die Fantasie und erträumen sich ihr zukünftiges Leben in verschiedensten Variationen. In dieser Traumwelt fühlen sie sich geborgener als in der Wirklichkeit.

Wirkung der Bach-Blüte
Die Essenz Clematis bildet die verloren gegangene Brücke zwischen Realität und Traum. Sie holt die Träumer aus ihren Luftschlössern auf den Boden der Realität zurück und hilft ihnen, sich auf diese zu konzentrieren. Durch die Verknüpfung der beiden Bereiche befruchten sie sich gegenseitig, und fantastische Ideen dienen dem Menschen als Anreiz für die kreative Gestaltung der Gegenwart. Bei Clematis ist zu beachten, dass die Auflösung der Blockade für den Betroffenen nicht nur angenehm ist, denn er verliert mit seinen Träumen nicht nur etwas, das ihn unkonzentriert macht, sondern auch eine – in vielen Fällen durchaus angenehme oder erwünschte – Rückzugsmöglichkeit von der eventuell tristen Realität. Es entsteht durch das Abnehmen der Tagträume oft eine gedankliche Leere, die sich erst nach und nach wieder füllt. Darauf sollte der Einnehmende hingewiesen werden. Clematis holt die Seele und den Geist in den Körper zurück. Deshalb hilft es auch bei Schläfrigkeit – sofern nicht auf körperliche Erschöpfung zurückzuführen – sowie bei Ohnmachtsanfällen und ist Bestandteil der Notfalltropfen.

Aus der Praxis
Ein 36-jähriger Mann mit einem künstlerischen Beruf ärgert sich darüber, dass ihm ständig unterschiedlichste Missgeschicke passieren. Auch im Job hat er nicht ganz den Erfolg, den er sich wünscht. Dies ist darauf zurückzuführen, dass er in einer Scheinwelt lebt und sich in Träumereien flüchtet. Die Bach-Blüte Clematis fördert die Auseinandersetzung mit dem alltäglichen Leben. Er lebt nun deutlich stärker in der Gegenwart und meistert deshalb auch die beruflichen Anforderungen größtenteils zu seiner Zufriedenheit.

● *Leitsätze*
Ich lebe im Hier und Jetzt.
Ich akzeptiere die Wirklichkeit.

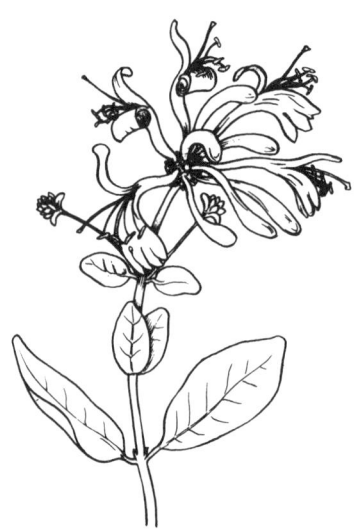

Honeysuckle (16)
Jelängerjelieber, Geißblatt ·
Lonicera caprifolium

Typische Aussagen
Die Vergangenheit lässt mich
nicht los. Früher war alles viel einfacher und besser.

*Kurzbeschreibung der
Anwendungsgebiete*
Durch ständiges Erinnern und
Leben in der Vergangenheit sowie
eine starke Sehnsucht nach zu-
rückliegenden Situationen und
Menschen geht der Bezug zum
Alltag verloren.

Pflanzenporträt
Das Geißblatt ist überall in Europa verbreitet. Die Kletterpflanze
kann ohne Stütze bis zu zwei
Meter hoch werden. Rankt sie an
Bäumen oder Gerüsten in die
Höhe, erreicht sie sogar sechs
Meter Länge. Sie blüht im Juli
und August in einer roten und
einer gelben Variante und ver-
strömt einen angenehmen Duft.
Die Bach-Blüten-Essenz wird
nach der Kochmethode hergestellt.

Der harmonische Zustand
Menschen, bei denen sich der Honeysuckle-Zustand positiv ausprägt, können die Erlebnisse der Vergangenheit harmonisch mit denen der Gegenwart zu einem ganzheitlichen Lebensstil verbinden. Sie haben ein lebendiges Verhältnis zu früheren Erfahrungen, weil sie sich nicht nur gerne an schöne Ereignisse erinnern, sondern auch aus nicht so angenehmen Vorfällen lernen und dies in ihren Alltag aktiv-kreativ einbringen. Sie haben eigentlich immer eine optimistische Grundeinstellung, weil sie die glücklichen Erinnerungen und positiven Seiten ihres Lebens in den Vordergrund stellen. Sie strahlen nach außen sehr viel Idealismus und gefühlvolle Harmonie aus. Typische Berufe, in denen Honeysuckle voll zum Tragen kommt, sind Archäologe oder Historiker, die beide eine lebendige Verbindung zwischen Vergangenheit und Gegenwart schaffen. Weniger offensichtlich, aber dennoch vorhanden ist diese Anlage bei Politikern oder Künstlern, die es schaffen, die positive Essenz ihrer Erfahrungen in die Gestaltung ihres Kunstwerks einzubringen.

Der blockierte Zustand
Wer freilich nur in der Vergangenheit schwelgt – Jelängerjelieber heißt die Pflanze ja auf Deutsch –, weil früher alles schöner und besser war, befindet sich im blockierten Honeysuckle-Zustand. Dann geht der Kontakt zur Realität verloren, eine Weiterentwicklung des Lebens und der Persönlichkeit ist kaum möglich, weil das Beste bereits erreicht wurde.
Deutliche Merkmale für eine Ausprägung von Honeysuckle sind Wehmut, übertriebene Nostalgie und der Wunsch, alles noch einmal zu erleben. In Unterhaltungen tauchen die Worte „früher" und „damals" auf sowie die Namen von Personen, zu denen kein Kontakt mehr besteht. Dieselben Geschichten werden oft wiederholt. Auch Heimweh ist, vor allem bei Kindern, ein Anzeichen für die Rückbezogenheit. Der negative Honeysuckle-Zustand ist meist nur vorübergehender Natur und entsteht häufig nach Umbruchsituationen, die noch nicht vollständig verarbeitet sind. Dazu gehören Trennung, Tod, Umzug und Berufswechsel. Da man sich in der neuen Situation noch nicht richtig eingefunden

hat, sehnt man sich nach der alten. – Dies macht jedoch den Umgang mit der neuen Situation nicht einfacher, sondern erschwert und behindert die Öffnung für das neue Leben. Auch bei alten Menschen ist die Rückbezogenheit zur Vergangenheit sehr auffällig. Hier muss man aber sehr vorsichtig mit der Bewertung sein. Denn es ist Bestandteil des Alters, auf sein Leben zurückzublicken und Bilanz zu ziehen. Honeysuckle sollte hier nur eingesetzt werden, wenn der alte Mensch kein Interesse mehr an der Gegenwart hat und nur noch in der Vergangenheit lebt.

Auch wer gar keine oder sehr wenige Erinnerungen an seine Kindheit und Jugend hat, braucht Honeysuckle. Denn auch hier ist die Vergangenheit nicht bewältigt, besteht kein ausgewogenes Verhältnis zwischen Gestern und Heute.

Wirkung der Bach-Blüte
Honeysuckle erleichtert und ermöglicht das Loslassen der Vergangenheit, „führt uns in die Gegenwart", wie Bach sagte. Es verbindet den in seinen Erinnerungen schwelgenden Menschen wieder mit dem Lebensfluss. Der Betroffene kann den Wandel in seinem Leben bejahen und die Veränderungen als Fortschritt begreifen. Aus der Einstellung Jelängerjelieber wird „Nursolangewienötig".

Aus der Praxis
Ein Mann im Alter von 27 Jahren kommt mit einem chronischen Abszess in die Praxis der Heilpraktikerin. Er erweist sich als sehr therapieresistent und wenig gesprächsbereit. Er vermeidet es, sich der Therapeutin zu öffnen. Durch Honeysuckle schlägt die Therapie an. Es stellt sich heraus, dass er früher in der Schule Probleme hatte, die er immer verdrängt hat. Diese Situation muss aufgearbeitet werden, um sein inneres Gleichgewicht wiederherzustellen.

• *Leitsatz*
Ich lasse die Vergangenheit los und lebe im Hier und Jetzt.

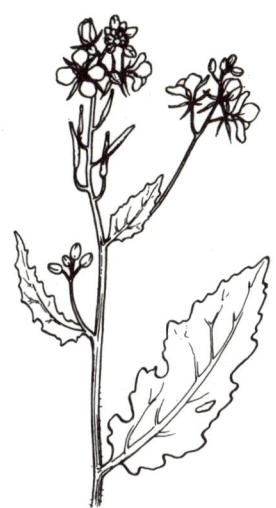

Mustard (21)
Ackersenf · Sinapis arvensis

Typische Aussage
Ich weiß gar nicht, warum ich so niedergeschlagen bin.

Kurzbeschreibung der Anwendungsgebiete
Ohne ersichtlichen Grund treten für kurze Zeit Depressionen, Melancholie, Mutlosigkeit oder schlechte Laune auf und wenden das Interesse von der Realität ab.

Pflanzenporträt
An Wegrändern und – wie der Name schon sagt – in Feldern wächst der Ackersenf zwischen 30 und 60 Zentimeter hoch. Seine leuchtend gelben Kreuzblüten blühen von Mai bis Juli in Dolden. Die schwarzen, glänzenden Samen können jahrelang im Boden liegen, bis sie günstige Bedingungen vorfinden und sich dann öffnen. Die Mustard-Essenz wird durch Kochen hergestellt.

Der harmonische Zustand
Ausgeglichenheit, Gelassenheit, Durchhaltevermögen und heitere Lebensfreude: Diese recht unterschiedlichen, aber durchaus miteinander verwobenen Charakteristika kennzeichnen den ausgeglichenen Mustard-Menschen. Er ist nicht der unerschütterliche Optimist, der unbeirrt durchs Leben schreitet, wohl aber der positive Denker, der alle Hindernisse voller Verantwortung und Ausdauer angeht. Seine Lebensfreude ist nicht überschäumend, sondern durch Gelassenheit und Heiterkeit gekennzeichnet. Sein Temperament ist insgesamt recht besonnen.

Der blockierte Zustand
Plötzliche Anfälle von Schwermut, das Gefühl, alles Leiden der Welt tragen zu müssen, große Niedergeschlagenheit oder tiefe Melancholie: All diese negativen Gefühle senken sich im blockierten Mustard-Zustand ohne Ursache wie ein Nebel herab und der Betroffene vermag in seinem Leben nichts Schönes mehr zu sehen. Ein Gefühl der Isolation grenzt ihn von seinem sonst ganz normal verlaufenden Alltag ab. – Ein Zustand, der fast auf der Grenze zur Depression liegt. Nach außen wirkt er traurig und unzugänglich. Er reagiert schnell gereizt oder ärgerlich, hat zu nichts Lust. Körperliche Probleme wie Kreislaufschwäche, auffällige Müdigkeit und Antriebsarmut können den Zustand begleiten. Fast jeder Mensch wird im Laufe seines Lebens von solchen Zuständen befallen, meist Gott sei Dank in abgemilderter Form. Auch hier sind es oft Umbruchsituationen, die Zweifel an der Gegenwart und einen zeitweiligen Rückzug von ihr bewirken. Aber auch biologisch bedingte Entwicklungs- und Reifeprozesse wie die Pubertät, das Klimakterium oder die Midlife-Crisis können die Ursache sein.

Wirkung der Bach-Blüte
Die Bach-Blüte Mustard löst die
negative Blockade und mit ihr
den Nebel der Schwermut auf. Sie
stützt das Durchhaltevermögen
und damit den Glauben daran,
dass auch wieder bessere Phasen
kommen. Sie fördert eine lebensbejahende und kommunikative
Einstellung.

Aus der Praxis
Von tiefer Melancholie, die fast
schon an Depression grenzt, ist
eine 34-jährige Frau befallen. Sie
ist nicht mehr fähig, am alltäglichen Familienleben teilzunehmen
und sich mit ihren Kindern zu
beschäftigen. Sie fühlt sich wie
gefangen in einer dunklen Wolke.
Mustard unterstützt sie dabei, mit
ihren negativen Gemütszuständen
besser umzugehen und diese zum
Teil in positivere umzuwandeln.
Die dunklen Wolken verschwinden zwar nicht vollständig, aber
zwischen den dunklen Wolken
sieht die Patientin nun auch helles
Licht, das ihr Mut macht, sich
dem täglichen Leben zuzuwenden.

• *Leitsätze*
Ich bin voller Freude.
Mein Leben ist ein heller, lichter
Weg, den ich gerne gehe.

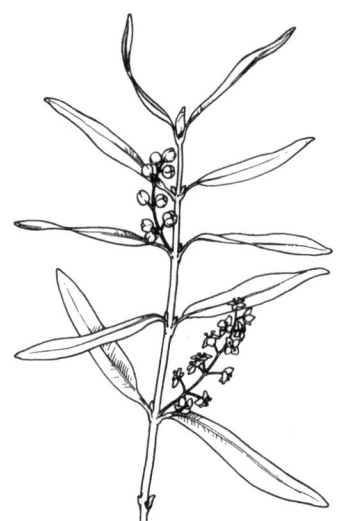

Olive (23)
Ölbaum/Olive · Olea europaea

Typische Aussagen
Ich kann nicht mehr.
Ich möchte nur noch schlafen.
Ich fühle mich leer und ausge-
brannt.

*Kurzbeschreibung der
Anwendungsgebiete*
Völlige körperliche und seelische
Erschöpfung aufgrund ständiger
Überlastung führt zwangsläufig zu
allgemeiner Interesselosigkeit.

Pflanzenporträt
Der Ölbaum wächst in den sonnigen Gegenden rund um das Mit-
telmeer. Der mit fünf bis fünfzehn
Metern relativ kleine Baum kann
bis zu tausend Jahre alt werden
und ist sehr widerstandsfähig. Die
schmalen lanzettförmigen Blätter
fühlen sich lederartig an, haben
eine mattgrüne Ober- und eine sil-
brige Unterseite. Zwanzig bis
dreißig kleine weiße Einzelblüten
wachsen im Frühjahr als Dolde aus
den Blattachseln. Sie werden nach
der Sonnenmethode verarbeitet.

Der harmonische Zustand
Große Vitalität ist das Kennzeichen des positiven Olive-Zustands. Solche Menschen wirken auf ihre Umwelt wie wahre Energiebündel, die schier Unglaubliches zu leisten vermögen. Sie bringen auch unter größten Belastungen erstklassige Leistungen, und der Stress ist für sie ein zusätzlicher Antrieb. Die Erklärung für dieses Phänomen liegt darin, dass Olive-Menschen auch auf kleinste Alarmzeichen für Überlastung ihres Körpers, ihres Geistes oder ihrer Seele achten und darauf reagieren. Sie gönnen sich rechtzeitig kleine Erholungspausen und Phasen der Entspannung oder Belohnung, sodass ihre innere Energiequelle immer früh genug „aufgetankt" wird und gar nicht erst versiegt. So vermeiden sie größere Erschöpfungszustände, die auch ihren Mitmenschen auffallen würden.

Der blockierte Zustand
Wer die Anzeichen von Überlastung ignoriert und trotzdem sein Leben in überhöhtem Tempo weiterführt, wird mit den Auswirkungen des blockierten Olive-Zustands zu kämpfen haben. Die körperliche und geistige Erschöp-

fung äußern sich in sehr starker Müdigkeit, großem Schlafbedürfnis und einer ausgeprägten Lustlosigkeit, die sich auf alle Lebensbereiche erstreckt. Selbst kleinste Aufgaben wie Spülen oder Staubsaugen, die sonst zur alltäglichen, kaum mehr bemerkten Routine gehören, werden zur Last, sind zu viel.

Große Aufmerksamkeit ist auch den physischen Symptomen zu gewähren, denn oft holt sich der Körper sein Recht auf Erholung durch eine Krankheit. Erkältungen und kleinere Infekte oder Migräneanfälle treten vielfach in Zeiträumen der Überlastung auf. Oder auch direkt danach, wenn der Betroffene sich während der Stressphase zusammengerissen und zu Höchstleistungen animiert hat, und im Anschluss daran kurz Luft holt, um den nächsten Spurt zu beginnen. Das kurze Luftholen nutzt der Körper – mithilfe einer Krankheit – für ein längeres Durchatmen und zur Erholung. Es gibt viele Menschen, deren Leben dadurch gekennzeichnet ist, dass der negative Olive-Zustand regelmäßig wiederkehrt, und zwar oft in Form von Krankheiten. Sie sollten sich überlegen, ob eine Veränderung ihrer Lebensumstände angezeigt ist. Sehr oft ist es beispielsweise angeraten, die Arbeitsstelle oder sogar den Beruf zu wechseln.

Wirkung der Bach-Blüte
Die Olive-Essenz unterstützt die Regeneration von Körper, Seele und Geist. Sie löst die Blockade der Lebensenergie auf, sodass sie wieder ungehindert fließen kann und die Lebensfreude zurückkehrt. Man lernt, besser mit seinen Kräften Haus zu halten und auf die innere Stimme zu achten. Nach einer schweren Krankheit fördert Olive die Genesung.

Aus der Praxis
Eine 40-jährige Frau hat eine schwere Krankheit hinter sich und ist völlig am Ende ihrer Kräfte. Sie ist bereits nach kleinsten Anstrengungen schlapp und müde. Sonst ist sie jedoch ein Mensch, der alles immer hundertprozentig erledigt und seine ganze Energie für Beruf und Familie einsetzt. Sie schöpft also all ihre Kraftreserven immer aus. Momentan hat sie nur noch das Bedürfnis nach Schlaf und Ruhe. Das macht sie unzufrieden, weil sie sich eigentlich anders kennt. Die Blütenessenz Olive weckt bei ihr die Rücksicht auf die eigenen Bedürfnisse. Sie lernt, ihre Schwächen anzuerkennen und sich selbst Pausen zu gönnen, bevor der Körper sie massiv einfordert.

● *Leitsätze*
Mein Körper ruht sich aus, und meine Gedanken sind entspannt. Die Lebensenergie des Universums fließt harmonisch durch mich hindurch.

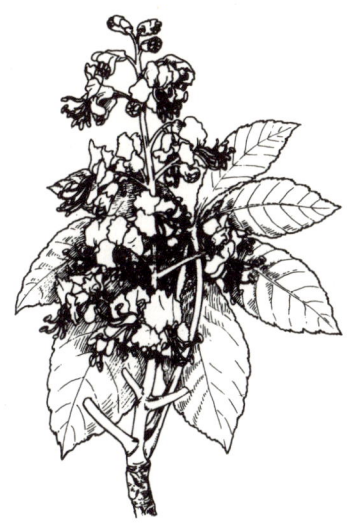

White Chestnut (35)
**Weiße Kastanie/Rosskastanie ·
Aesculus hippocastanum**

Typische Aussagen
Meine Gedanken kreisen immer
wieder um dasselbe Problem.
Ich kann nicht einschlafen vor
lauter Nachdenken.

*Kurzbeschreibung der
Anwendungsgebiete*
Wer gefangen in den eigenen
Gedanken ist, kann sich nicht auf
anderes konzentrieren und ist
abgelenkt von seiner Aufgabe oder
seinem Ziel.

Pflanzenporträt
Die Essenz White Chestnut wird
ebenso wie Chestnut Bud von der
Weißen Rosskastanie gewonnen,
jedoch nicht durch die Koch-,
sondern durch die Sonnenmethode. In diesem Fall werden nicht
die Knospen des schnell wachsen-
den Baums, sondern die weißen
Blüten für die Tropfen verwandt.
Die Rosskastanie blüht je nach
Standort in der Zeit von Mai bis
Juni in aufrechten Kerzen, die bis
zwanzig Zentimeter lang werden
können. Zur gleichen Zeit entfalten sich auch die großen fünf- bis
siebenfingrigen Blätter.

Der harmonische Zustand
White-Chestnut-Persönlichkeiten zeichnen sich durch große innere Ruhe und Klarheit im Denken aus. Intensiv und konzentriert beschäftigen sie sich mit ihrem Gedanken und können Wichtiges von Unwichtigem ohne Probleme unterscheiden. Sie sind geistig sehr beweglich und können schnell von einem Thema zum nächsten umschalten, wenn es erforderlich ist. Wenn sie nachdenken, ist das immer effektiv, ihre Ergebnisse können sich sehen lassen, weil sie oft eine Lösung finden, wo andere nicht weiterkommen.

Der blockierte Zustand
Fast jeder kennt folgende Situation: Kaum ist eine Diskussion oder ein Streitgespräch vorbei und der Gesprächspartner hat den Raum verlassen, fallen einem die schlagkräftigen Argumente ein. Man spielt die Diskussion im Kopf noch einmal durch und schneidet viel besser ab als in der Realität. Aber zu spät, die Gelegenheit ist verpasst. Glücklich, wer es bei dieser Erkenntnis belässt und für das nächste Mal daraus lernt. Wenn White Chestnut ins Negative umschlägt, taucht

dieses Gedankenspiel immer und immer wieder auf. Das ist ausgesprochen unangenehm für die Betroffenen, weil sie aus dem Kreislauf ihrer Gedanken nicht herauskommen. Sie können nicht einschlafen, weil sie immer über dasselbe Problem nachdenken müssen. Sie wachen mitten in der Nacht auf und haben den Gedanken wieder im Kopf, ohne aber zu einem handfesten Ergebnis oder einer Entscheidung zu kommen. Das Gehirn ist permanent aktiv und gönnt sich keine Ruhe. Daraus resultieren oft Unaufmerksamkeit oder Mattigkeit im Alltag. Die Verbissenheit im Denken ist manchmal auch dem Gesicht anzusehen: White-Chestnut-Menschen wirken angespannt und haben oft Kopfschmerzen. Insgesamt sind sie sehr „kopflastig".

Wirkung der Bach-Blüte
Die Bach-Blüte White Chestnut gibt den Impuls zum Ausstieg aus dem Gedankenkarussell. Sie verhilft zu klaren, geordneten Gedanken und unterstützt die Anlage, Unwichtiges, weil längst nicht mehr zu Änderndes, aus dem Bewusstsein zu verdrängen. Dadurch werden die Energien frei, die bisher für nutzlose Denk-

prozesse benötigt wurden. Sie können nun für die Bewältigung bevorstehender Aufgaben wesentlich Gewinn bringender als zuvor eingesetzt werden.

Aus der Praxis
Eine 34-jährige Frau leidet unter Schlafstörungen. Sie hat Probleme im Büro und kann auch zu Hause nicht abschalten. Sie überlegt, was sie falsch gemacht haben könnten, und schläft darüber nicht ein, bzw. wacht häufig nachts wieder auf, immer mit den gleichen Gedanken im Kopf. Morgens fühlt sie sich dann wie gerädert und ist tagsüber natürlich müde und unausgeschlafen. Mit White Chestnut bringt sie Klarheit und Ordnung in ihre Gedanken, kann dann abends auch abschalten und nachts durchschlafen. Außerdem bekommt sie zur Unterstützung noch die Bach-Blüte Pine, damit sie Fehler nicht immer nur bei sich sucht.

Leitsätze
Meine Gedanken haben Ruhe und Frieden.
Alles entwickelt sich zu meiner Zufriedenheit.

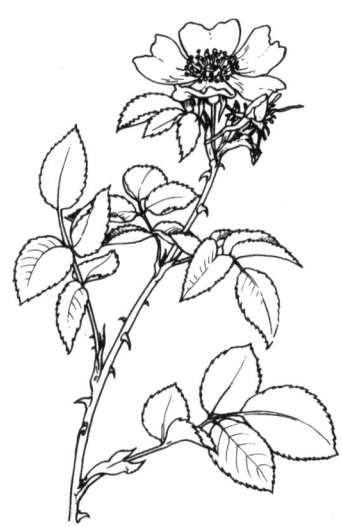

Wild Rose (37)
Heckenrose · Rosa canina

Typische Aussagen
Mir ist alles egal.
Ich kann ja sowieso nichts ändern.

*Kurzbeschreibung der
Anwendungsgebiete*
Allgemeine Teilnahmslosigkeit
ohne besondere Ursache, die sich
als Apathie, Resignation, Mut-
oder Lustlosigkeit äußert, lässt das
Interesse an der Gegenwart
schwinden.

Pflanzenporträt
Im Deutschen wird diese Urform
vieler Zuchtrosen auch Zaun-,
Wein- oder Apfelrose genannt. Sie
wächst als Strauch mit langen,
gebogenen Ästen in Hecken, an
Waldrändern oder Abhängen, die
ihr Sonne bieten. Die Blüten dieser anspruchslosen, bereits seit
mehr als 4000 Jahren bekannten
Pflanze sind weiß oder hell- bis
dunkelrosa. Je nachdem, in welcher Region die Pflanze wächst,
öffnen sie sich zwischen Ende Mai
und August. Die Essenz wird
durch die Kochmethode hergestellt.

Der harmonische Zustand

Wild Rose ist mit den Anlagen der Liebe und Hingabe verbunden, vor allem in Bezug auf das eigene Leben und Schicksal. Wild-Rose-Menschen gestalten ihren Alltag aktiv und gewinnen auch der Routine noch gute Seiten ab. Da sie an dem, was um sie herum vorgeht, immer interessiert sind, kennen sie das Wort Langeweile gar nicht.

Sie arbeiten konsequent auf ihre Ziele hin, ohne dabei ihre inneren Lebensgesetze zu verletzen oder gar zu unterdrücken. Sie nehmen also ihr Schicksal bewusst an und können auch unliebsamen Ereignissen einen Sinn abgewinnen. Diese sind für andere Charaktere so genannte Schicksalsschläge, die sie aus der Bahn werfen und von ihrem Ziel abbringen. Sie sind sogar Ursachen für Angst, Unsicherheit oder Depression. Dies gilt jedoch nicht für ausgeglichene Wild-Rose-Menschen: Sie verstehen Schicksalsschläge als Teil ihrer Lebensaufgabe, an denen sie wachsen und reifen können. Auf Außenstehende wirkt diese Art der Lebensbewältigung unschuldig-spielerisch.

Der blockierte Zustand

Schlägt die Hingabefähigkeit von Wild Rose ins Negative um, ist sie gekennzeichnet von Gleichgültigkeit, Langeweile und innerer Leere. Solche Menschen sind meist blass und kränklich, weil ihnen ihre Gesundheit egal ist (Vitamin- und Mineralienmangel durch falsche Ernährung). Sie wirken schlaff und matt, bewegen sich langsam und sprechen leise. Vorschläge für Aktivitäten lehnen sie regelmäßig ab, weil ihnen die Unternehmungslust fehlt. Sie haben resigniert, obwohl ihr Alltag ihnen wenig Grund dazu gibt. Schicksalsschläge nehmen sie passiv hin und fügen sich hinein. So verharren sie oft jahrelang in einer unglücklichen Partnerschaft, weil sie gar nicht über eine Änderung ihrer Situation nachdenken. Da sie ihren Zustand für normal halten, beklagen sie sich aber auch nicht. Wild Rose ist oft auch mit chronischen Krankheiten verbunden. Die Ursache für dieses Verhalten ist in den meisten Fällen nur schwer zu finden und liegt oft weit zurück. Oft sind in der Kindheit wichtige Bedürfnisse unterdrückt oder nicht erfüllt worden, sodass die angeborene Initiative verloren gegangen ist.

Eine Wild-Rose-Blockade ist manchmal nicht sofort zu erkennen, weil der oder die Betroffene versucht, sie durch verstärkte Aktivität (Agrimony) oder Pflichtbewusstsein (Oak) auszugleichen.

Wirkung der Bach-Blüte
Die Essenz Wild Rose fördert Aufgeschlossenheit und Unternehmungslust, Interesse an der eigenen Umwelt und geistige Beweglichkeit. Resignation, also die Absage an das Schicksal, wird in Schicksalsergebenheit verwandelt, im Sinne einer aktiven Annahme der Wirklichkeit. Die Herausforderungen des Daseins werden als solche angenommen und nicht nur hingenommen. Freude, Enthusiasmus, Lust, Kreativität und Spontaneität gehören als existenzielle Bestandteile wieder zum Alltag.

Aus der Praxis
Eine 38-jährige Mutter von zwei Kindern fühlt sich völlig lustlos. Ihre ganze Erscheinung wirkt müde und ausdruckslos. Sie hat keine Lust, irgendetwas zu beginnen, sich für eine Sache einzusetzen. Bei der kleinsten Anstrengung baut sie ab, ist schlapp, muss sich hinlegen und schlafen. Wild Rose holt sie aus dieser Apathie und Teilnahmslosigkeit heraus. Die Patientin öffnet sich wieder den Impulsen des Alltags und sieht einen Sinn im Leben. Sie unternimmt nun auch etwas mit ihren Kindern und hat Freude am Leben.

● *Leitsätze*
Das Leben ist schön und vielfältig. Ich gestalte meinen Alltag bewusst. Ich bewältige meine Probleme aktiv.

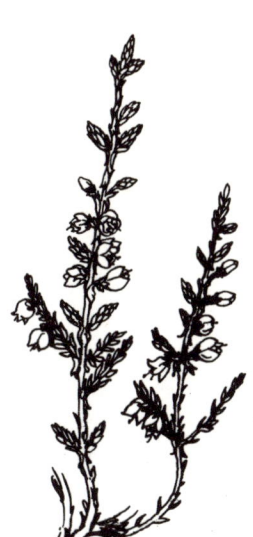

Heather (14)
Heidekraut · Calluna vulgaris

Typische Aussage
Alle Sätze beginnen mit „ich".

Kurzbeschreibung der Anwendungsgebiete
Durch ausgeprägte Selbstbezogenheit und Geltungssucht wird statt des angestrebten Kontakts und der Kommunikation genau das Gegenteil erreicht: Der Betroffene drängt sich selbst in die Isolation, weil sich andere genervt von ihm abwenden.

Pflanzenporträt
Heidekraut ist eine genügsame Pflanze, die sich auf kargen, trockenen, sandigen Flächen schnell ausbreitet und andere Pflanzen verdrängt. Die sehr kleinen lila- oder rosafarbenen, manchmal auch weißen Blüten erscheinen, je nach Standort, von Juli bis September in dichten Traubenähren am oberen Drittel des etwa fünfzig Zentimeter langen Stängels. Sie dominieren ihre Umgebung und verwandeln das Gebiet, in dem sie wachsen, in ein Meer von Lila oder Rosa. Die Bach-Blüten-Essenz wird durch die Sonnenmethode produziert.

Der harmonische Zustand
Es gibt kaum einen so angenehmen Gesprächspartner wie einen harmonischen Heather-Charakter. Er kann informativ und abwechslungsreich erzählen und genauso gut zuhören. Er interessiert sich für die Probleme seines Gegenübers und kann sie, dank seines starken Einfühlungsvermögens, nachvollziehen. Er bietet gern seine Hilfe an und gibt wohl überlegte Ratschläge. Er ist der gute Freund, dem jeder sein Herz ausschüttet. Dabei bleibt er immer er selbst, ein Mensch, der mit sich zufrieden ist, seine Qualitäten kennt, aber nicht überbetont und herausstellt.

Der blockierte Zustand
Im blockierten Heather-Zustand wird aus dem Dialog ein Monolog. Der negative Heather-Typ will immer im Mittelpunkt stehen, drängt jedem ein Gespräch auf und versteht es, jede Unterhaltung auf seine Person zu lenken. Immer hat er noch etwas Eindrucksvolleres erlebt, kennt er noch berühmtere Leute, ist sein Leben wichtiger. Er besteht darauf, dass man ihm zuhört, und alle nebenher laufenden Unterhaltungen in einer Gruppe übertönt

er im wahrsten Sinne des Wortes, indem er lauter spricht. Er heischt nach Aufmerksamkeit, indem er sein Gegenüber berührt oder sich sehr vertrauensvoll zu ihm hinüberbeugt. Dieses egozentrische Verhalten entsteht durch Unsicherheit und mangelndes Vertrauen in die eigene Persönlichkeit. Oft sieht derjenige sich auch – meist unberechtigterweise – in Konkurrenz zu anderen. Heather will Anerkennung und Zuneigung erzwingen, erreicht aber das genaue Gegenteil. Seine Mitmenschen wenden sich ab, weil sie nicht vereinnahmt und nur als Bühne der Heather-Probleme dienen wollen. Da er so auf sich selbst fixiert ist, merkt er das gar nicht. Wenn er dann allein zu Hause sitzt, greift er zum Telefonhörer und nervt seine Umgebung auf diese Art. In vielen Fällen ist er so blockiert, dass er nur äußerst unhöfliche Abwehrmaßnahmen registriert, wie zum Beispiel das abrupte Auflegen beim Telefonieren.
Vorübergehend trifft jeden Menschen der negative Heather-Zustand dann und wann, und zwar meist in Zeiten starker Beanspruchung. Es sind die Situationen, in denen man das Gefühl hat, „ich muss unbedingt mit

jemandem sprechen". Auf diese Weise wird innerer Druck abgelassen und Probleme werden aufgearbeitet. Das ist normal und dazu sind Freunde da – solange sie nicht ausschließlich als seelische Mülleimer dienen. Auch Kinder, die sich ständig in den Mittelpunkt drängen und die Erwachsenen unterbrechen, leiden unter dem blockierten Heather-Zustand.

Wirkung der Bach-Blüte
Heather stärkt das Vertrauen in die eigene Person und hilft, Unsicherheit abzubauen. Es fördert die Sensibilität für die Ansprüche anderer Menschen und führt die Beschäftigung mit der eigenen Person auf ein angemessenes Maß zurück. Etwas mehr Abstand zu sich selbst relativiert und harmonisiert das Verhältnis zu den Mitmenschen.

Aus der Praxis
Bei einem Patienten im Alter von 59 Jahren fällt während der Konsultation in der Naturheilpraxis auf, dass er sehr mitteilungsbedürftig ist. Er erzählt nicht nur bei dieser Gelegenheit sehr viel, sondern auch im Privatleben muss er bei allen Dingen mitreden oder bei Diskussionen das Wort führen. Er nimmt sich sehr wichtig und möchte immer im Mittelpunkt stehen. Unterstützt durch die Bach-Blüte Heather lernt er, sein ichbezogenes Verhalten abzulegen und die übertriebene Gesprächigkeit aufzugeben, mit der er die Aufmerksamkeit anderer erreichen möchte.

● *Leitsätze*
Ich ruhe in mir selbst.
Ich bekomme, was mir zusteht.

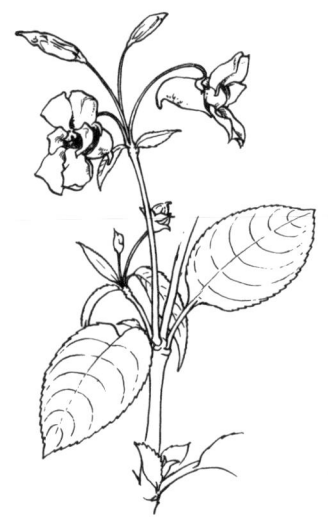

Impatiens (18)
**Drüsentragendes Springkraut ·
Impatiens glandulifera**

Typische Aussage
Bevor ich etwas lange erklären
muss, mache ich es lieber selbst.

*Kurzbeschreibung der
Anwendungsgebiete*
Ausgeprägte Ungeduld und Hektik, begleitet von Wutanfällen,
weil manches zu langsam geht,
führen zu Isolation.

Pflanzenporträt
Das Drüsentragende Springkraut
zeichnet sich dadurch aus, dass es
Knospen, Blüten und Samen
gleichzeitig trägt. Der deutsche
Name stammt von den Schoten,
die bei einer Berührung aufsprin-
gen und die kleinen Samen in die
Umgebung schleudern. Die Pflanze wächst sehr gut in feuchtem
Gelände und vermehrt sich
schnell. Sie wird bis 1,80 m groß
und hat fleischige Blätter. Vom
Juli bis zum Herbst trägt sie mal-
venfarbige Blüten, die mit der
Sonnenmethode zur Bach-Blüten-
Essenz verarbeitet werden.

Der harmonische Zustand

Impatiens-Charaktere zeichnen sich immer durch scharfen Verstand und Entscheidungsfreudigkeit aus, gekoppelt mit einer hohen Geschwindigkeit. Sie benötigen nur ein Stichwort, um die Vor- und Nachteile einer Angelegenheit zu durchdenken und sofort einen Entschluss zu fassen. Dies macht sie unabhängig in ihrem Denken und Handeln. Im positiven Zustand sind diese Eigenschaften verbunden mit Verständnis und Zuneigung. Daraus ergibt sich ein sehr geduldiger Mensch, der sich bewusst ist, dass nicht alle Personen um ihn herum mit den gleichen Fähigkeiten gesegnet sind. Deshalb hilft und erklärt er gern und versucht, andere zu fördern, wo er kann. Seine Bemühungen erwachsen aus Sympathie. Sie sind voller Einfühlungsvermögen und sensibler Rücksichtnahme.

Der blockierte Zustand

Im negativen Zustand wird Impatiens-Typen ihr hohes Tempo zum Verhängnis. Da sie keine Geduld haben und alles schnell hinter sich bringen wollen, werden ihre Denkprozesse oberflächlich, und ihre Entscheidungen fallen übereilt. Darunter leidet die Qualität ihrer Arbeit und ihrer sonstigen Tätigkeiten. Als Arbeitskollegen oder gar als Chef machen sie sich unbeliebt, weil sie andere antreiben und ihnen ihr eigenes Tempo aufzwingen wollen. Sie sind die typischen „Sklaventreiber". Sie werden ungeduldig, wenn jemand ihre Erklärungen nicht versteht oder beim ersten Mal einen Fehler macht, und übernehmen deshalb viele Aufgaben lieber gleich selber. Sie arbeiten gern allein, weil sie dann ihr eigenes Tempo halten können. Langsamkeit und Trägheiten gehen ihnen grundsätzlich auf die Nerven: Beim Autofahren regen sie sich auf, wenn der Wagen vor ihnen nur 65 km/h fährt, obwohl 70 erlaubt sind. Von anderen angefangene Sätze beenden sie schnell selber. Sie bekommen jähzornige Wutanfälle, wenn es nicht nach ihrem Gusto läuft. Allerdings kühlen sie auch genauso schnell wieder ab, wie sie sich aufgeheizt haben. Nervöses Hin- und Herlaufen, Zappeln mit den Beinen, Trommeln mit den Fingern und großer Hunger sind ebenso äußere Kennzeichen für Impatiens wie Hautprobleme oder Juckreiz.

Wirkung der Bach-Blüte
Die Impatiens-Essenz unterstützt die Anlagen von Ruhe und Geduld sowie die innere Unabhängigkeit. Für den blockierten Zustand bedeutet letzteres auch die Unabhängigkeit von der Zeit. Gerade in Stresssituationenen werden die Unruhe und Hektik gemildert. Im Familienalltag wird die Essenz oft bei zappeligen Kindern oder ungeduldigen Eltern angewandt.

Aus der Praxis
Ein 38-jähriger Patient leidet unter immer wiederkehrenden Magenschmerzen. Schon an seinem Verhalten merkt die Therapeutin, dass er ein sehr ungeduldiger Typ ist. Im Gespräch stellt sich heraus, dass er in Krisensituationen leicht überreagiert, sich allerdings auch genauso schnell wieder beruhigt. Es kann ihm nicht schnell genug gehen und viele Dinge macht er lieber selber, als darauf zu warten. Für ihn ist Impatiens die richtige Blüte, die seine Geduld gegenüber den Mitmenschen fördert. Außerdem empfiehlt ihm die Therapeutin Entspannungsübungen wie Yoga oder Autogenes Training.

Leitsätze
Ich bin ruhig und gelassen.
Ich habe alle Zeit dieser Welt.

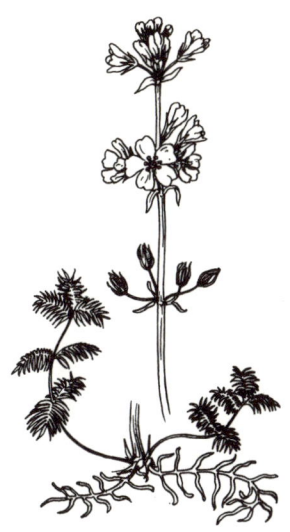

Water Violet (34)
Sumpfwasserfeder · Hottonia palustris

Typische Aussage
Mit meinen Problemen werde ich am besten allein fertig.

Kurzbeschreibung der Anwendungsgebiete
Unnahbarkeit, Überlegenheit und selbstgewählte Distanz führen zu übertriebener Introvertiertheit und Isolation.

Pflanzenporträt
Nomen est omen: Die Sumpfwasserfeder wächst in stehenden, sumpfigen oder langsam fließenden Gewässern. Das Primelgewächs lässt seinen Stängel mit den Blüten aufrecht aus dem Wasser stehen, während die gefiederten Blätter nur unter Wasser gedeihen. Die lila-weißen Blüten wachsen rund um den Stängel herum und öffnen sich von Mai bis Juni. Sie werden mithilfe der Sonnenmethode zur Essenz verarbeitet.

Der harmonische Zustand

Water-Violet-Charaktere sind laut Edward Bach „stille Menschen, die sich lautlos bewegen, wenig und in sanftem Ton sprechen. Sie sind sehr unabhängig, fähig und selbstsicher, fast ganz unbeeinflusst von den Meinungen anderer. Sie sind zurückhaltend, lassen andere in Ruhe und gehen ihre eigenen Wege. Oft sind sie intelligent und talentiert." Sie wirken auf andere außergewöhnlich souverän und selbstbestimmt, getragen von innerer Ruhe. Gerade in schwierigen oder hektischen Situationen werden ihre Ruhe und Beherrschung als ausgleichende Position geschätzt. Water-Violet-Menschen werden meist als etwas anders oder exotisch empfunden und haben deshalb viele Bewunderer.

Der blockierte Zustand

Im negativen Water-Violet-Zustand schlagen Unabhängigkeit und Selbstsicherheit oft in Überheblichkeit und Stolz um. Der Betreffende fühlt sich als „etwas Besseres", seine Mitmenschen sind ihm „nicht gut genug". Und dies lässt er sie auch deutlich spüren, indem er sie arrogant, herablassend und abweisend behandelt. Auch wenn sie ihm offen entgegenkommen und Interesse für seine Probleme zeigen, hält er Distanz und zieht sich in sein Schneckenhaus zurück. Oft wird auch die eigene Unsicherheit durch Reserviertheit getarnt. So bringt er sich selbst in die Isolation und fühlt sich oft einsam und allein. Da er ein kopflastiger Mensch ist, kann er seine Gefühle nur schwer zeigen. In einer Partnerschaft fällt es Water-Violet-Typen immer sehr schwer, das nötige Vertrauen zu entwickeln und ihre Gefühle einzugestehen. Auf das ersehnte „ich liebe dich" wartet der Partner meist sehr lange, manchmal sogar vergeblich.

Wirkung der Bach-Blüte
Water Violet stellt die verloren gegangene Verbindung zum verschütteten Bedürfnis nach emotionaler Nähe und freundschaftlichem Kontakt her. Es aktiviert das Verständnis dafür, dass alle Menschen Teil einer sozialen Einheit sind und sich nur in diesem Rahmen voll entfalten können. Die Einnahme der Essenz fördert vor allem Offenheit und Vertrauen.

Aus der Praxis
Eine 30-jährige Frau hat Kontaktschwierigkeiten. Sie ist ein recht kühler, zurückhaltender Typ und im Gespräch stellt sich heraus, dass sie ihren Stolz hat und es genießt, von anderen bewundert zu werden. Allerdings hat sie Probleme, auf andere Leute zuzugehen, und fühlt sich deshalb oft einsam. Die Bach-Blüte Water Violet hilft ihr, die Distanz zu den anderen abzubauen und leichter auf andere zuzugehen.

● *Leitsätze*
Ich bin ein Teil des Universums.
Ich kann geben und nehmen.
Ich bin offen für andere und sie sind offen für mich.

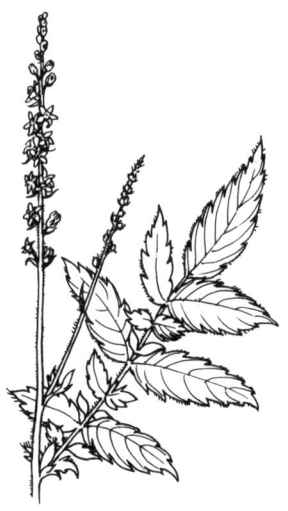

Agrimony (1)
Odermennig · Agrimonia Eupatoria

Typische Aussage
Keep smiling!

Kurzbeschreibung der Anwendungsgebiete
Ein sehr stark ausgeprägtes Harmoniebedürfnis bewirkt eine Verdrängung und Unterdrückung von Konflikten, die in vielen Fällen durch Drogen kompensiert werden. Die Betroffenen erscheinen oft gehetzt und überempfindlich.

Pflanzenporträt
Odermennig blüht von Juni bis August in kleinen gelben aromatisch duftenden Blüten, die zehn bis vierzig Zentimeter lange Ähren bilden. Die Essenz wird nach der Sonnenmethode hergestellt.

Der harmonische Zustand
Das Bedürfnis nach Harmonie und Lebensfreude kennzeichnet den Agrimony-Menschen. Wenn alle Menschen seiner Umgebung sich wohl fühlen, geht es ihm gut. Er ist immer fröhlich, hat immer einen gut gemeinten Ratschlag parat, ist der hilfsbereite Freund, den sich jeder Mensch wünscht. Er lacht gern, hat Spaß, erzählt

öfter einen Witz und ist auf Partys oder bei Feierlichkeiten ein gern gesehener Gast, weil er stets für gute Laune sorgt. – Und das unabhängig davon, wie es ihm selbst geht.

Er ist der geborene Optimist, für den ein Glas nie halb leer, sondern immer halb voll ist. Er weiß, dass man jede Angelegenheit von zwei Seiten betrachten kann, und stellt für sich immer die positive Seite in den Vordergrund.

Der blockierte Zustand

Diese Lebenseinstellung ist begrüßens- und wünschenswert, führt allerdings im ungünstigen Zustand bzw. in ihrer übertriebenen, negativen Ausprägung zur Selbsttäuschung und Verdrängung. Fühlt der Agrimony-Mensch sich schlecht, hat er Sorgen oder Probleme, die er nicht lösen kann, flieht er vor den Schwierigkeiten und versteckt sich getreu nach dem Motto „The show must go on" hinter einer Maske der guten Laune. Er ist der geborene Schauspieler und hat im negativen Fall seine Rolle des „Hansdampf in allen Gassen" so verinnerlicht, dass er es selbst kaum noch merkt. Nicht einmal mit den Menschen, die er liebt,

spricht er über seine Belastungen, denn das würde für ihn bedeuten, dass er sich mit seinen inneren Konflikten auseinander setzen müsste und damit die über alles angestrebte Harmonie ganz offensichtlich gestört würde.

Das übertriebene Streben nach Harmonie führt schlimmstenfalls zum Realitätsverlust. Manche Menschen bauen sich regelrecht eine künstliche heile Welt auf. Natürlich sind die Probleme, Ängste und Konflikte durch das Verdrängen nicht aus der Welt geschafft, sondern belasten die Betroffenen weiterhin unterbewusst. Dies äußert sich oft in Überempfindlichkeit, Anspannung, Rastlosigkeit, Schlaflosigkeit und Nervosität. Sie reagieren gereizt auf Kritik und sind nicht in der Lage, sich damit auseinander zu setzen. Sie überspielen unangenehme Situationen mit einem lockeren Spruch oder einem charmanten Lächeln, was ihr Gegenüber in vielen Situationen als unangemessen empfindet. Sie kompensieren Unzufriedenheiten oder Unstimmigkeiten zwischen ihrem Alltag und ihrem Anspruch nach Harmonie oft durch übertriebene Aktivität oder durch unmäßigen Genuss von

Rauschmitteln wie Zigaretten oder Alkohol sowie durch übertriebenen Medienkonsum. Bei ihnen laufen ständig der Fernseher und das Radio oder gar beides gleichzeitig. Diese Ablenkungsversuche sind deutliche äußere Zeichen für die Suche nach Zufriedenheit und Ausgeglichenheit.

Wirkung der Bach-Blüte
Agrimony ist die Pflanze der Wahrheit. Ihre Einnahme fördert die ehrliche Auseinandersetzung mit der Wirklichkeit und den Widrigkeiten des Alltags. Sie führt übertriebenen Optimismus auf ein angemessenes Maß zurück, das eine positive Einstellung zur Zukunft und eine aktive, lebensbejahende Haltung umfasst. Ihr Einsatz ist in all den Fällen angezeigt, wo ein Patient Schwierigkeiten hat, sich zu öffnen, oder sich seinen Beschwerden nicht stellt, indem er sie bagatellisiert. Durch die Auflösung von Angst vor der Wirklichkeit verschwinden körperliche Beschwerden, die auf Anspannung beruhen.

Aus der Praxis
Eine 29-jährige Frau leidet unter Kopfschmerzen und Verdauungsstörungen. Sie macht einen relativ ausgeglichenen Eindruck und weist den Gedanken an Krankheit weit von sich. Nicht nur zu Hause, auch im Beruf ist sie diejenige, die immer für alle anderen da ist, sich deren Probleme anhört und stets hilfsbereit zur Seite steht. Sie käme nie auf die Idee ihre eigenen belastenden Gefühle zu zeigen oder herauszulassen. Die Bach-Blüte unterstützt sie, ihre Gefühle anderen gegenüber konstruktiv auszudrücken. Ihre körperlichen Beschwerden, die hauptsächlich in Stresssituationen aufgetreten sind, gehen danach deutlich zurück.

Leitsatz
Ich akzeptiere mich und alles entwickelt sich zu meiner Zufriedenheit.

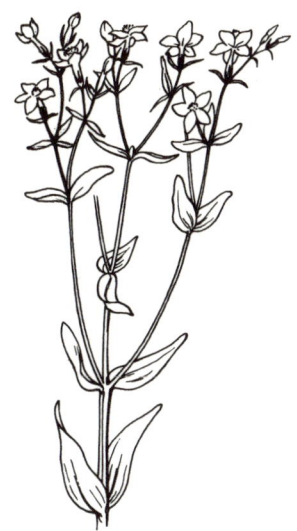

Centaury (4)
**Tausendgüldenkraut ·
Centaurium Umbellatum**

Typische Aussagen
Ich möchte anderen immer alles
recht machen.

*Kurzbeschreibung der
Anwendungsgebiete*
Mangelnde Abgrenzungsfähigkeit
und Angst vor Ablehnung führen
zu übertriebener Freundlichkeit
und Hilfsbereitschaft, die in Aus-
nutzung und Selbstaufgabe des
Betroffenen gipfeln können.

Pflanzenporträt
Die 15 bis 40 Zentimeter große
Pflanze wächst auf trockenen,
sonnigen Böden. Die zarten rosafarbenen, in Dolden angeordneten Blüten öffnen sich zwischen
Juni und September jeweils nur
für einen Tag und nur an sonnigen Tagen ab mittags, wenn die
Sonnenstrahlung nachlässt. Die
Blütenessenz wird durch die Sonnenmethode hergestellt.

Der harmonische Zustand
Wer einen Centaury-betonten Menschen um Hilfe bittet, kann sicher sein, dass er sie bekommt. Dieser Mensch wird alle Hebel in Bewegung setzen, um die Bitte zu erfüllen. Er wird sogar seine eigenen Planungen und Termine umwerfen und zurückstellen, wenn es nötig sein sollte. – Und er wird sagen, dass es ihm nichts ausmacht und er das alles gern macht. Denn Gutmütigkeit und Hilfsbereitschaft sowie eine große Fähigkeit zur Hingabe kennzeichnen den ausgeglichenen Centaury-Typ. Er hilft und erfreut andere gern, weil sich sein eigenes Wohlbefinden mit dem der Menschen seiner Umgebung steigert. Selbstlos setzt er seine Fähigkeiten für eine gute Sache oder für andere Personen ein, ohne seine Persönlichkeit und seine individuellen Interessen zu vernachlässigen. Unnötig zu betonen, dass er mit diesen Eigenschaften zu den beliebtesten Zeitgenossen zählt.

Der blockierte Zustand
Die Gutmütigkeit und Hilfsbereitschaft von Centaury-Charakteren verleitet Menschen in deren Umgebung dazu, diese immer wieder mit größeren und kleineren, mehr oder weniger angenehmen Aufgaben zu belasten, die sie eigentlich auch selbst hätten erledigen können. Bei einer blockierten Centaury-Anlage ist der Betroffene nicht in der Lage, solche – oft schon unverschämten – Bitten abzuschlagen. Er lässt sich ausnutzen, wird zum Diener und ordnet sich den Bedürfnissen anderer völlig unter, ohne dafür Dank zu erwarten. Dabei setzt er sich so sehr ein, dass er über Erschöpfung und Überlastung klagt. Centaury-Blockierte leiden oft unter plötzlicher Müdigkeit oder Schwächegefühl. Sie sind in Familie, Beruf oder Freundeskreis meist diejenigen, an denen der unangenehme Kleinkram und die Drecksarbeit hängen bleiben. Sie sagen nie Nein und stellen eigene Wünsche sofort zurück, wenn sie mit den Ansprüchen anderer kollidieren.

Letztlich steckt hinter diesem Verhalten – wie so oft – der Wunsch nach Anerkennung und Bestätigung, auch auf Kosten der eigenen

Persönlichkeit. Denn Centaury-blockierte Menschen verlieren vor lauter Uneigennützigkeit oft ihre eigenen Interessen aus den Augen. Sie besitzen nicht genug Willenskraft, ihre Bedürfnisse zu artikulieren und sich gegen die Forderungen anderer abzugrenzen.

Wirkung der Bach-Blüte
Centaury fördert die Eigenständigkeit, stärkt die Fähigkeit zur Durchsetzung des eigenen Willens gegenüber Anforderungen von außen und damit das Streben nach Selbstverwirklichung. Der Betroffene lebt seine Menschenfreundlichkeit aus, ohne sich selbst aufzugeben. Er lernt, sich gegen die Forderungen seiner Mitmenschen abzugrenzen, wenn sie unangemessen sind oder nicht mit den eigenen Zielen zu vereinbaren.
Centaury unterstützt auch die Abkehr von materiellen Bedürfnissen. Es wurde beispielsweise schon erfolgreich zur Unterstützung von Schlankheitsdiäten eingesetzt. Damit fällt es dem Fastenden leichter, zu den Verlockungen des Essens Nein zu sagen.

Aus der Praxis
Eine 30-jährige Frau hat von frühester Kindheit an gelernt, dass man anderen keine Bitte abschlagen soll und für andere stets da sein muss. Heute bereitet ihr dies Probleme: Sie kann nicht nein sagen, wenn sie Bekannte oder Kollegen um etwas bitten oder um tatkräftigen Rat fragen. Das wird ihr manchmal zu viel. Wenn sie allerdings nicht gefragt wird, fürchtet sie, nicht anerkannt oder gemocht zu werden. Ziel der Behandlung mit Centaury ist, dass sie lernt, öfter nein zu sagen. Dies fällt ihr am Anfang der Behandlung noch etwas schwer, doch mit der Zeit erkennt sie, dass ihre Bekannten sie auch noch mögen, wenn sie nein sagt oder einen Wunsch ablehnt. Dadurch wird auch ihr Selbstvertrauen gesteigert.

• *Leitsätze*
Ich helfe gern, aber ich lasse mich nicht ausnutzen.
Ich habe ein Recht auf ein eigenes Leben.

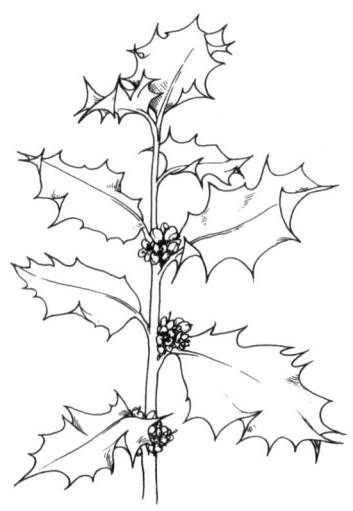

Holly (15)
Stechpalme · Ilex aquifolium

Typische Aussage
Ich sehe rot vor Eifersucht.

Kurzbeschreibung der Anwendungsgebiete
Misstrauen und Neid drücken sich in Eifersucht und/oder aggressivem Verhalten aus sowie in unkontrollierten Temperamentausbrüchen.

Pflanzenporträt
Der ganzjährig grüne Strauch wächst überall in Europa und ist leicht an seinen glänzenden, dunklen Blättern zu erkennen, die sich sehr fest anfühlen und einen stacheligen, gewellten Rand haben. Die männlichen und weiblichen Blüten sind weiß und verbreiten einen zarten Duft, wenn sie sich im Mai und Juni geöffnet haben. Am auffälligsten ist die Pflanze im Herbst, wenn ihre roten Beeren in Wäldern und Hecken leuchten. Die Essenz wird nach der Kochmethode hergestellt.

Der harmonische Zustand

Liebe und Vertrauen sind die Stichworte, die den Holly-Zustand beschreiben. Holly-Menschen zeichnen sich durch eine offene, direkte und liebevolle Art aus, mit der sie anderen entgegenkommen. Da sie mit sich selbst in Einklang stehen, haben sie keine Probleme damit, die Erfolge ihrer Mitmenschen anzuerkennen und sich mit ihnen zu freuen. Auch auf Angriffe reagieren sie mit einer spontanen, natürlichen Aggressivität. Sie ist nie übertrieben, weil sich durch die positive Grundeinstellung und die direkte Reaktion negative Gefühle wie Hass oder Rache erst gar nicht anstauen.

Der blockierte Zustand

Genauso stark wie die Energien, die Liebe und Vertrauen freisetzen, ist die Kraft des negativen Gegenpols von Holly. Rache, Eifersucht und Neid sind die Antriebsquellen, wenn die Wege der Liebe blockiert sind. Holly-Menschen gehen beim kleinsten Ärger in die Luft und werden so angriffslustig, dass sie sogar zu Gewalttätigkeiten neigen. Wenn ihnen etwas in die Quere kommt, möchten sie am liebsten „alles

kurz und klein schlagen". Sie sind die klassischen Choleriker. Sie sind misstrauisch und befürchten hinter jedem Gespräch, in das sie nicht einbezogen werden, eine Intrige. Wenn etwas nicht funktioniert, suchen sie die Schuld immer bei anderen und finden sie da auch.

Gerade im Bereich der Liebe wirkt sich der blockierte Holly-Zustand besonders tragisch aus: Eifersüchtig wird jeder Schritt des Partners verfolgt, jeder Blick, jedes Wort auf die Goldwaage gelegt. Gründe dafür sind die Angst vor Ablehnung und Trennung, die eigene Unsicherheit hinsichtlich der Gefühle des Partners.

Oft ist der Holly-Zustand aber nicht so augenscheinlich, weil – gerade negative – Emotionen in unserer „zivilisierten" Gesellschaft meist zurückgehalten und unterdrückt werden. Dann bedarf es eines sehr genauen Gesprächs, um diese Züge ans Tageslicht zu holen, die fast alle Menschen in sich tragen – mehr oder weniger stark ausgeprägt.

Wirkung der Bach-Blüte
Die Bach-Blüte Holly verkörpert
Liebe und Vertrauen. Sie bildet
eine Brücke zwischen den negativen und den positiven Emotionen
und macht so den Weg für die
Energien der Liebe frei. Man wird
duldsamer, freundlicher, liebesfähiger und dadurch auch liebenswerter. Und diese liebenswerte
Ausstrahlung wird mit Freundlichkeit und Zuneigung von der
Umwelt beantwortet, sodass die
Angst vor Ablehnung und Isolation verschwindet und selbstsicherer Harmonie weicht.

Aus der Praxis
Eine 39 Jahre alte Frau steckt in
einer Beziehungskrise. Sie ist sehr
eifersüchtig, außerdem können sie
Kleinigkeiten zur Weißglut bringen. Nach eigener Aussage kann
sie sich so sehr in ihre Wut hineinsteigern, dass sie am liebsten
alles zerschlagen würde. Durch
die Einnahme von Holly lernt sie,
die negativen Gefühle loszulassen,
um für positive Gefühle Platz zu
schaffen.

● *Leitsätze*
Liebe und Vertrauen bestimmen
mein Leben.
Ich bin voller Liebe und Zuneigung.

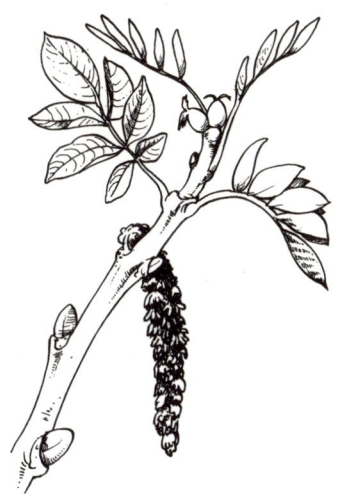

Walnut (33)
Walnuss · Juglans regia

Typische Aussage
Ich bin mir nicht ganz sicher, ob ich das Richtige tue.

Kurzbeschreibung der Anwendungsgebiete
Eine Veränderung der Lebenssituation, die bevorsteht oder gerade abgeschlossen wurde, bewirkt auch bei entschlussfreudigen Menschen Unschlüssigkeit bei anstehenden Entscheidungen. Sie sind in dieser Situation leicht beeinflussbar.

Pflanzenporträt
Walnussbäume werden bis zu 30 m hoch und fangen mit etwa 5 Jahren an zu blühen. Die weiblichen Blüten sind klein und grün. Sie öffnen sich im April und Mai vor den männlichen. Die männlichen Blüten bilden gelblichgrüne, dicke Kätzchen. Die Essenz wird mit der Kochmethode hergestellt.

Der harmonische Zustand
Ein unbefangenes Interesse und Offenheit kennzeichnen den Walnut-Typ. Er kümmert sich nicht um gesellschaftliche Konventionen und geht seinen eigenen Weg, oft abseits der Masse. Wie ein Pionier setzt er sich für seine Ideen ein und wirkt auf seine Mitmenschen als verrückter Außenseiter.
Viele Künstler oder Forscher sind stark Walnut-geprägt. Allerdings sind echte Walnut-Charaktere selten.

Der blockierte Zustand
Der blockierte Walnut-Zustand tritt normalerweise nur vorübergehend auf, und zwar zu Zeiten der Veränderung, die auch oft als Lebenskrise empfunden wird. Dabei kann es sich um biologische Veränderungen wie Pubertät, Schwangerschaft oder Wechseljahre handeln oder auch um einen äußeren Neubeginn wie zum Beispiel Umzug, Berufswechsel, Heirat oder Trennung. Also Situationen, in denen es ganz normal ist, das Gute und Schlechte der vorherigen Phase Revue passieren zu lassen und es den Hoffnungen und Ängsten der Zukunft gegenüberzustellen.

Der Grund für diese Rückbezogenheit und Unschlüssigkeit ist, dass sich Menschen mit Walnut-Blockade von der alten Lebenssituation noch nicht komplett gelöst haben. Unsichtbare Fesseln scheinen sie von ihrem Ziel abzuhalten. In dieser Situation sind sie wesentlich empfänglicher für Einflüsse von außen, die sie zumindest vorübergehend von ihrem Ziel ablenken.
Menschen, die ihr Ziel deutlich vor Augen haben und eigentlich genau wissen, was sie wollen, sind plötzlich bei der Umsetzung verunsichert. Sie fangen an zu zweifeln, ob sie das Richtige tun. Sie fragen andere nach ihrer Meinung dazu, wollen sich absichern und machen insgesamt einen wankelmütigen Eindruck. Gesellschaftliche Traditionen, die für sie sonst unwichtig waren, werden plötzlich berücksichtigt. Sonst abgelehnte familiäre Forderungen werden erfüllt, um den Wandeln hinauszuzögern. Alte, längst abgelegte Gewohnheiten tauchen wieder auf. Nach der Trennung von einem Menschen drängt sich die Vergangenheit in den Vordergrund, und sentimentale Gedanken verstellen den Blick auf die Zukunft.

irkung der Bach-Blüte
Walnut stärkt die innere Stabilität, schützt vor fremden Einflüssen und fördert den Neubeginn. Die Essenz hilft, die Fesseln der Vergangenheit abzuwerfen, seien es alte Frustrationen oder der immer noch wirksame Zauber eines Menschen oder einer Erinnerung. Dadurch werden Energien freigesetzt, die eine Verwirklichung der eigenen Lebensziele erleichtern. Gleichzeitig wird die Abgrenzung der Persönlichkeit gegen Forderungen von außen gestärkt. Nicht nur bei den schon erwähnten körperlichen Entwicklungen wie Zahnen oder Geburt wirkt Walnuss stabilisierend, es stärkt auch die Abwehrkräfte bei Infektionen und hilft die Auswirkungen einer Psychotherapie besser zu verkraften.

Aus der Praxis
Eine Frau im Alter von 35 Jahren sucht eine neue Wohnung. Nach einiger Zeit hat sie ihre Traumwohnung gefunden, doch plötzlich ist sie verunsichert. Sie weiß nicht, ob es richtig ist, diese Wohnung zu mieten. Mit der Bach-Blüte Walnut gewinnt sie ihre alte Sicherheit zurück und gestaltet ihr Leben wieder aktiv nach ihren Vorstellungen. Dazu gehört auch, dass sie in ihre Traumwohnung einzieht.

● *Leitsätze*
Alle meine Entscheidungen sind richtig.
Ich gehe zielstrebig meinen Weg.

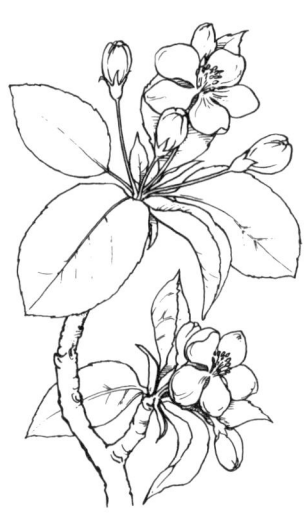

Crab Apple (10)
Holzapfel · Malus pumila

Typische Aussage
Bei mir muss immer alles
tipptopp sein.

*Kurzbeschreibung der
Anwendungsgebiete*
Ein übertriebenes Schamgefühl
und ein in Pedanterie gipfelnder
Drang nach Sauberkeit und Ord-
nung führen zu einem gestörten
Verhältnis zum eigenen Körper
und zur Umwelt.

Pflanzenporträt
Mit rund zehn Metern Höhe ist
der Holzapfel ein recht kleiner
Baum. Er wächst auf Grund seines großen Lichtbedürfnisses vor
allem an Waldlichtungen, Wegrändern und Hecken. Im Mai –
also etwas eher als die meisten
Zuchtapfelsorten – öffnet er
seine wohlriechenden Blüten,
deren Farbe sich von außen nach
innen von Rosa zu Weiß entwickelt. Die Bach-Blüten-Essenz
wird durch die Kochmethode
hergestellt.

Der harmonische Zustand

Crab Apple ist mit den Kennzeichen der Reinheit und der Perfektion verbunden. Menschen, die von diesem Charakterzug in positiver Form geprägt sind, zeichnen sich durch höchste Integrität in ihrem Denken und Handeln aus. Sie erkennen den Nutzen von gesellschaftlichen Normen und setzen diese im Alltag um. Sie wissen ethische Grundsätze von falscher Moral zu unterscheiden. Diesem „innerlich reinen" Verhalten entspricht ihr Sinn für äußere Ordnung, um eine Harmonie zwischen ihrer Einstellung und ihrer Umgebung herzustellen.

Der blockierte Zustand

Weit häufiger ist das negative Crab-Apple-Syndrom ausgeprägt: Es ist gekennzeichnet durch einen Sauberkeitswahn und durch hohe moralische Ansprüche, die sich oft in Prinzipienreiterei widerspiegeln. Menschen mit Crab-Apple-Blockade fühlen sich schmutzig. Sie waschen und duschen sich deshalb häufig. Sie haben oft ein gestörtes Verhältnis zu ihrem Körper sowie zur Sexualität und große Angst vor Ansteckungen. – Vermutlich genau aus diesem Grund, weil sie sich ständig mit dem Gedanken an Infektionen beschäftigen, sind sie meist kränklicher als andere. – Sie meiden Türklinken und Wasserhähne in öffentlichen Gebäuden, ekeln sich vor Schweiß, Pickeln oder gar Küssen. Sie leiden oft unter einem „Putzfimmel" und räumen ihre Wohnung pedantisch auf. Wer es dort wagt, ein Buch aus dem Regal zu nehmen, und es nicht wieder an seinen Ort zurück stellt, wird sich garantiert einige Minuspunkte einhandeln.

Wirkung der Bach-Blüte

Crab-Apple ist die Bach-Blüte für „angemessene Hygiene", und zwar im psychischen wie im physischen Bereich. Auf der geistig-seelischen Ebene baut sie zwanghafte Vorstellungen zur Sauberkeit ab und reduziert sie auf ein „normales" Maß – allerdings gibt es besonders zu diesem Thema sehr unterschiedliche Meinungen.

Im gesundheitlichen Bereich hilft Crab-Apple bei vielen Allergien und Hautproblemen, die als Anzeichen für die Reinigung des Körpers gelten, darunter Pickel, Ekzeme oder Juckreiz. Denn es fördert die Entgiftung und Reinigung des Körpers.

Bei Erkältungen und anderen Infekten steigert diese Blüte die Abwehrkäfte und erleichtert, bzw. beschleunigt den Verlauf der Erkrankung.

Aus der Praxis

Eine 45 Jahre alte Patientin leidet unter starker Nervosität. Sie hat das Gefühl, sie wird mit ihrer Arbeit nicht fertig, sie schafft ihre Aufgabe nicht. Im Laufe des Gesprächs stellt sich heraus, dass sie unter einem Sauberkeitstick leidet. Sie hat eine Haushaltshilfe, die ihr beim Putzen hilft. Nachdem die Angestellte ihre Arbeit beendet und das Haus verlassen hat, putzt die Patientin noch einmal alles nach. Ebenso wenn jemand zu Besuch da war. Unter diesen Umständen ist sie tatsächlich nicht in der Lage, ihre anderen Aufgaben zu erledigen, weil sie den größten Teil ihrer Zeit mit Putzen verbringt und sich in unwichtigen Kleinigkeiten verzettelt.

Crab Apple unterstützt sie darin, sich den wesentlichen Dingen zu widmen und auch ab und zu etwas Staub liegen zu lassen, anstatt ständig allem hinterher zu putzen. Außerdem bekommt sie noch die Bachblüte Elm, die ihr hilft, ihre innere Sicherheit wiederzubekommen.

• *Leitsatz*

Mein Geist ist harmonisch mit meinem Körper verbunden.

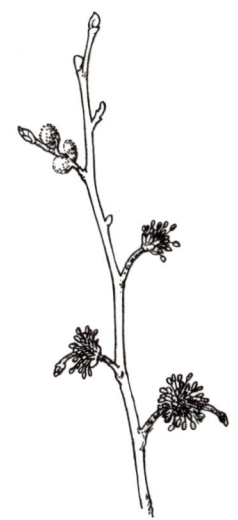

Elm (11)
Ulme · Ulmus procera

Typische Aussagen
Ich kann nicht mehr.
Es wächst mir alles über den Kopf.

Kurzbeschreibung der Anwendungsgebiete
Bei starker Überforderung können Zweifel an der eigenen Leistungskraft und ein Gefühl der Entmutigung auftreten.

Pflanzenporträt
Ein sehr widerstandsfähiger Baum ist die Ulme, die mehrere hundert Jahre alt werden kann, wenn sie die ab und zu auftretende Holländische Ulmenkrankheit überlebt. Der 25 bis 30 Meter hohe Baum blüht im zeitigen Frühjahr, je nach Witterung zwischen Februar und April. Die Blüten sind sehr klein und wachsen in Form von Dolden dicht an den Ästen. Sie öffnen sich noch bevor der Baum sein Laub trägt. Wie aufgrund der frühen Blütezeit nicht anders zu erwarten, werden sie nach der Kochmethode zur Bach-Blüten-Essenz verarbeitet.

Der harmonische Zustand
Der Elm-Charakter lebt immer leistungsbezogen und ergebnisorientiert. Er stellt seine Fähigkeiten in den Dienst einer bestimmten Angelegenheit und setzt sich mit allen Kräfte dafür ein. Er möchte, dass ein Ziel erreicht wird, dass sich Fortschritte einstellen. Dabei ist er absolut zuverlässig, geht bis an seine eigenen Grenzen und sogar über diese hinaus. Elmgeprägte Menschen bekleiden häufig hervorgehobene Positionen in bestimmten Lebensbereichen, sei es im Beruf, in der Politik oder erfolgreich im Sport. Im Unterschied zu anderen Charaktertypen sitzen sie nicht auf Grund ihres stark ausgeprägten Ehrgeizes oder Machtbedürfnisses an diesen Schaltstellen des Lebens, sondern aus Verantwortungsbewusstsein. Vielfach drückt sich dies auch nur im privaten Bereich aus, wo sie alles geben, um ihre eigenen Pläne zu verwirklichen.

Der blockierte Zustand
Die große Einsatzbereitschaft des Ulme-Typs führt dazu, dass ihm von anderen immer wieder und immer mehr Aufgaben angetragen werden, die er eigentlich nur ablehnt, wenn er deren Sinn und Zweck beim besten Willen nicht anerkennen kann. Ansonsten will er jeden Bereich sorgfältig und gut erledigen. Das kann bei einer dauerhaft starken Belastung schnell in Selbstüberforderung umschlagen.
Auch damit kann der Elm-Charakter eine Weile gut umgehen, bis er plötzlich an einen Punkt gelangt, an dem er das Gefühl hat, nichts geht mehr. Für sich und seine Umwelt völlig unerwartet, ist er nicht mehr in der Lage, Routineentscheidungen zu treffen, die er sonst automatisch fällt. Er fühlt sich müde und kraftlos. Er empfindet seine Aufgaben als Damoklesschwert, das ihn jeden Augenblick erschlagen wird. Mutlosigkeit und Verzweiflung ergreifen ihn, weil er die Überlastung jetzt auch als solche empfindet und nicht weiß, wie er damit umgehen soll.
Diesem kompletten Versagen gehen normalerweise verschiedene Warnzeichen voraus, die meist

aber nicht als solche erkannt oder ignoriert werden: Konzentrationsschwierigkeiten, Schlafprobleme, Müdigkeit, Lustlosigkeit, leichte Reizbarkeit, Hypersensibilität, Selbstzweifel, Kopfschmerzen. Charakteristisch für die Elm-Blockade ist ihre zeitliche Begrenzung. Im Unterschied zu anderen Erschöpfungszuständen wie Olive oder Sweet Chestnut oder Selbstzweifeln wie Larch ist der negative Elm-Zustand immer vorübergehend.

Wirkung der Bach-Blüte
Die Bach-Blüte Elm löst diese Leistungsblockade. Sie öffnet den kurzfristig „verstopften" Energiekanal und hilft, dem Damoklesschwert seine Schärfe zu nehmen, die Anforderungen an die eigene Person wieder ins rechte Licht zu rücken. Die Urteils- und Leistungsfähigkeit kehren zurück. Gleichzeitig lernt der oder die Betroffene durch Elm, die Blockade bzw. alle vorhergehenden Symptome als Warnsignal zu erkennen und die eigene Kraft zukünftig besser einzuteilen. Elm ist die Blüte, die eigenen Bedürfnissen Raum verschafft, die zuvor fälschlicherweise als egoistisch abgetan wurden.

Aus der Praxis
Eine 35-jährige Frau leidet unter akuten Schlafstörungen. Ihr Vater ist plötzlich schwer erkrankt, sie hat zwei Kinder, sie und ihr Mann sind berufstätig. Sie hat das Gefühl, ihre Aufgabe im Moment nicht bewältigen zu können, und arbeitet bis spät in die Nacht. Wenn sie müde ins Bett geht, kann sie nicht schlafen, steht wieder auf und erledigt noch irgendeine Hausarbeit wie Bügeln. Die Bach-Blüte Elm hilft ihr, ihre innere Sicherheit wieder zu bekommen und die gestellte Aufgabe zu bewältigen.

• *Leitsätze*
Mir steht alle Kraft zur Verfügung, die ich benötige.
Ich treffe zur richtigen Zeit die richtigen Entscheidungen.

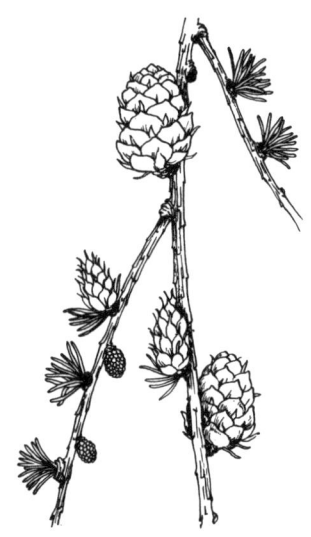

Larch (19)
Lärche · Latrix decidua

Typische Aussagen
Das kann ich nicht.
Das können andere doch viel besser als ich.

Kurzbeschreibung der Anwendungsgebiete
Minderwertigkeitsgefühle sind die Ursache für Versagensängste und Mutlosigkeit, die wiederum oft Passivität nach sich ziehen.

Pflanzenporträt
Die über 30 Meter hoch wachsende Lärche ist der einzige Nadelbaum, dessen Nadeln sich genau wie die Blätter der Laubbäume im Herbst von Grün über Gelb zu Braun färben und danach abfallen. Im Frühjahr wachsen die neuen zartgrünen Nadeln gleichzeitig mit den Blüten. Die weiblichen Blüten, kleine rote Kerzen, und die männlichen Kätzchen wachsen am selben Baum. Für die Bach-Blüten-Essenz werden beide zusammen mit einigen Nadelbüscheln sowie den Zweigen, an denen sie wachsen, gekocht.

Der harmonische Zustand
Menschen im ausgeglichenen
Larch-Zustand zeichnen sich
durch gesundes Selbstvertrauen
aus. Sie wissen ihre Kenntnisse
und Fähigkeiten realistisch einzu-
schätzen. Deshalb setzen sie ihre
Pläne oft durch und schließen
diese mit Erfolg ab. Sie muten
sich nicht zu viel zu und neigen
auch nicht zu Übertreibungen,
sondern bleiben bescheiden und
selbstkritisch.

Der blockierte Zustand
Bei der Larch-Blockade schlägt
das Selbstvertrauen in Minderwertigkeitsgefühle um, die sich bis
zum Komplex ausweiten können.
Oft ist ein- oder mehrmaliges Versagen in einer Situation der Auslöser für eine Blockade, die sich
dauerhaft in allen Lebensbereichen verfestigen kann.
Wer andere immer für besser,
schöner, klüger, sportlicher oder
netter hält und sie nicht um diese
Eigenschaften beneidet, sondern
sie bewundert, leidet unter dem
negativen Larch-Zustand. Oft
packt er Aufgaben gar nicht erst
an, weil er den Misserfolg fürchtet. Vielfach tritt der Misserfolg
auch ein, weil er von Anfang an
als „Sich-selbst-erfüllende-Prohpe-

zeiung" erwartet wurde.
Larch-geprägte Schüler und Stu-
denten haben extreme Angst vor
Prüfungen, Angestellte vor dem
Gespräch mit dem Vorgesetzten,
obwohl sie die geforderten Leistungen erbringen könnten.
Viele Larch-Blockierte zeigen ihre
innere Einstellung auch äußerlich
in einer gebeugten Haltung, die
häufig Rückenprobleme nach sich
zieht.

Wirkung der Bach-Blüte
Die Bach-Blüte Larch stärkt das
Selbstvertrauen und gibt den Weg
zu vernachlässigten Potenzialen
frei. Sie erleichtert das Verständnis
dafür, dass jeder Mensch Misserfolge erleidet und von ihnen lernen kann und dass Beschränkungen nicht immer akzeptiert, sondern auch überwunden werden
sollten. Larch wird oft bei schulischen und sozialen Problemen
von Kindern eingesetzt sowie in
einer längerfristigen Therapie bei
Problemen mit der Wirbelsäule.

Aus der Praxis
Ein 30-jähriger Mann kommt in die Naturheilpraxis, weil er unter einer chronischen Darmerkrankung leidet. Obwohl er eine stattliche Statur hat, wirkt er sehr klein und zusammengefallen auf dem Stuhl. Er spricht leise, zurückhaltend und mit gesenktem Blick. Er erzählt nur zögernd von seinen Schwierigkeiten: Als Kind kämpfte er mit Sprachproblemen, war dadurch in der Schule sehr gehemmt und zog sich nach und nach in sein Schneckenhaus zurück. Bis heute hat er kein Selbstbewusstsein aufgebaut. Die Bach-Blüte Larch hilft ihm, langsam Selbstvertrauen zu entwickeln. Er ist am Ende der Therapie in der Lage, dem Therapeuten ins Gesicht zu sehen und sitzt auch gerade und aufrecht auf seinem Stuhl.

● *Leitsätze*
Meiner Persönlichkeit sind keine Grenzen gesetzt.
Ich habe meinen Platz im Universum, genau wie alle anderen.

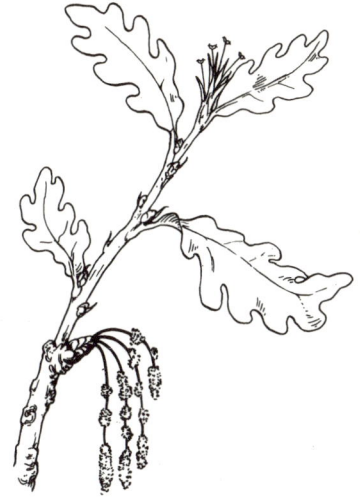

Oak (22)
Eiche · Quercus robur

Typische Aussage
Ich beende alles, was ich einmal
angefangen habe.

*Kurzbeschreibung der
Anwendungsgebiete*
Wer auch bei ständiger Überforderung nicht aufgibt und voller
Unnachgiebigkeit gegen sich
selbst handelt, fühlt sich total
erschöpft.

Pflanzenporträt
Die Eiche wird etwa dreißig
Meter hoch und kann aufgrund
ihrer Robustheit mehrere hundert
Jahre alt werden. Durch ihre typischen wellenförmigen Blätter, die
sich ledrig anfühlen, und ihre
Früchte ist sie sehr leicht von
anderen Baumarten zu unterscheiden. Im April und Mai entwickeln sich männliche Kätzchen
und unauffällige rote weibliche
Blüten an einem Baum. Die nuss-
artigen länglichen Eicheln wachsen im Herbst in holzigen kleinen
Töpfchen. Die Essenz Oak wird
durch die Sonnenmethode hergestellt.

Der harmonische Zustand

„Er ist stark wie eine deutsche Eiche", heißt es im Volksmund. Und tatsächlich sind große Energie und Ausdauer typische Kennzeichen des Oak-geprägten Menschen. Hat er sich einmal entschlossen, eine Aufgabe zu übernehmen, setzt er sich mit aller Kraft und all seinen Fähigkeiten dafür ein, sie zur allgemeinen Zufriedenheit auszuführen. Dabei reizen ihn vor allem komplizierte Themenbereiche und Probleme, die seinen vollen Einsatz fordern, denn er fühlt sich nicht gern unterfordert. Es tut ihm gut, immer wieder seine eigenen Grenzen kennen zu lernen, sie zu verschieben und seine Persönlichkeit dadurch weiterzuentwickeln. Er geht dabei umsichtig vor und teilt seine Reserven gut ein, findet das richtige Verhältnis zwischen Anspannung und Entspannung.

Der blockierte Zustand

Bei einer Oak-Blockade werden diese positiven Eigenschaften stark übertrieben und schlagen ins Negative um: Aus der Zielstrebigkeit werden Unbelehrbarkeit, Eigensinn oder Kompromisslosigkeit, aus Einsatzbereitschaft wird Selbstüberforderung, aus Leistungsbereitschaft wird Ehrgeiz oder Übereifer. All dies hat seine Ursache darin, dass der Oak-Mensch sein natürliches Einschätzungsvermögen verloren hat und nicht in der Lage ist, seine Entscheidung zu korrigieren. Er hat sich zu viel aufgebürdet, erkennt dies auch, macht aber trotzdem verbissen bis zum Letzten weiter, bis zur völligen Erschöpfung. Er kann sich nicht überwinden, jemand anderen um Hilfe zu bitten oder ein Projekt abzubrechen. Dabei nimmt er nicht nur in Kauf, dass er seine Gesundheit ruiniert, sondern auch, dass die Qualität seiner Arbeit und damit das Ergebnis schlechter sind als geplant. Dass er damit sich selbst und der Sache einen Bärendienst erweist, erkennt er vor lauter engstirnigem Durchhalten nicht. Körperliche Auswirkungen des dauernden Stress sind z. B. Zähneknirschen, Verspannungen im Schulter-Nacken-Bereich oder Kopfschmerzen. „Bagatellerkrankungen" wie Erkältungen treten bei Oak meist nur am Wochenende auf.

Wirkung der Bach-Blüte
Durch die Einnahme der Blütenessenz Oak werden körperliche
und geistige Anspannungen
gelockert und aufgelöst. Der
Betreffende wird wieder in die
Lage versetzt, die Verhältnis-
mäßigkeiten seines Handelns zu
sehen und sich nicht blind in eine
Angelegenheit zu verbeißen. Seine
Vitalität und mit ihr der Sinn für
Leichtigkeit kehren zurück. Er
oder sie lernt, mehr auf die eigene
Intuition zu vertrauen, sich Zeit
für Entspannung und Vergnügen
zu lassen sowie Verantwortungen
abzugeben.
Auch auf körperlicher Ebene
begünstigt Oak die Entspannung
der Muskulatur und unterstützt
bei langwierigen Krankheiten den
Prozess der Genesung.

Aus der Praxis
Eine 37 Jahre alte Selbstständige
leidet unter Magen- und Darm-
problemen, Blähungen, stechende
Schmerzen, Müdigkeit und
Beinödem (Flüssigkeitsansamm-
lungen in den Beinen). Neben
einer allgemeinen Therapie, die
eine Symbioselenkung und Eigenblutbehandlung umfasst, werden
die negativen Gemütszustände
mit Bach-Blüten behandelt. Im
Gespräch stellt sich heraus, dass
sie der typische Oak-Typ ist: Sie
ist mit einer Angestellten in ihrem
eigenen Geschäft tätig. Sie arbeitet bis zum Umfallen, auch
abends und an den Wochenen-
den, und nimmt ihrer Mitarbeite-
rin noch Arbeit ab. Mit Oak lernt
die Patientin, ihrem Körper Ruhe
zu geben, wenn er danach verlangt, sowie Arbeit an andere zu
delegieren. Sie führt danach insgesamt einen etwas ruhigeren und
ausgeglicheneren Lebensstil, ihre
körperlichen Beschwerden lassen
nach.

• *Leitsätze*
Ich bin voller Vitalität.
Ich bin nicht für alles verantwort-
lich.

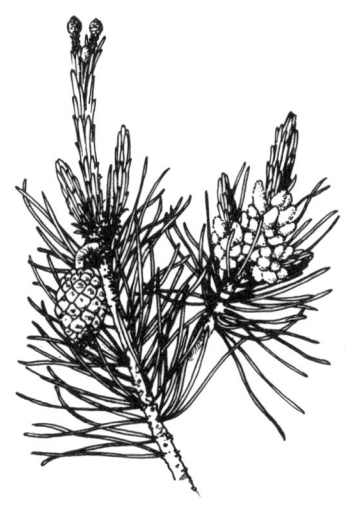

Pine (24)
Kiefer/Föhre · Pinus sylvestris

Typische Aussagen
Es tut mir leid ...
Entschuldige bitte, dass ich ...

*Kurzbeschreibung der
Anwendungsgebiete*
Selbstanklagen und Schuldgefühle
gipfeln in Verzweiflung über das
eigene Leben.

Pflanzenporträt
Auf trockenen, sandigen Böden
wächst die Kiefer aufrecht bis zu
fünfzig Meter hoch. Das Harz der
braunroten Rinde duftet kräftig-
herb und diente früher der Konservierung von Wein. Männliche und
weibliche Blüten wachsen im Mai
an einem Baum und sind von gelben Pollen übersät. Später bilden
sich die Kiefernzapfen, die zwei
Jahre am Baum hängen, bis sie ver-
holzt sind und dann abfallen.
Die Bach-Blüten-Essenz Pine
wird mit Hilfe der Kochmethode
hergestellt.

Der harmonische Zustand
Große Sensibilität und Bescheidenheit kennzeichnen Menschen im positiven Pine-Zustand. Sie haben ein ausgeprägtes Verständnis für das Ganze, dafür, dass jeder Mensch – also auch sie selber – eine bestimmte Rolle im Universum spielt. Sie erfüllen ihre Aufgaben so gut wie möglich und voller Verantwortungsbewusstsein und Moral. Sie maßen es sich nicht an, ihre Mitmenschen zu kritisieren, sondern zeigen Verständnis für deren Fehler. Auch wenn sie selbst durch eine Äußerung oder Tat eines anderen persönlich tief getroffen wurden, verurteilen sie ihn nicht, sondern verzeihen ihm.

Der blockierte Zustand
„Sogar wenn sie erfolgreich waren, denken sie, dass sie es hätten besser machen können, und sind immer unzufrieden mit ihren Anstrengungen und Ergebnissen. Sie arbeiten hart und leiden sehr unter den Fehlern, die sie sich anlasten. Manchmal, wenn ein Irrtum auch auf eine andere Person zurückzuführen ist, klagen sie sich dennoch deshalb an."
Diese treffende Beschreibung des negativen Pine-Charakters

stammt von Edward Bach. Der negative Pine-Zustand basiert auf einer falschen Beurteilung der eigenen Rolle in der Welt, und zwar letztlich auf einer Überbewertung der eigenen Zuständigkeit. Der Betroffene kann seine Fähigkeiten nicht mehr im Gesamtzusammenhang sehen und fühlt sich für alles verantwortlich. Mängel werden demzufolge überbewertet. Pine entschuldigt sich ständig, weil er jede eigene Handlung mit Blick auf ein unerreichbares Ideal beurteilt. Dies kann er natürlich nicht erreichen und macht sich deshalb ständig Vorwürfe, die bis zum Anzweifeln der eigenen Existenzberechtigung reichen können: „Entschuldige bitte, Welt, dass ich geboren bin."
Auf diese Haltung reagiert die Umwelt entsprechend, indem sie sich anschließt und den Pine-Charakter dankbar als Sündenbock annimmt, auf dem alles Negative abgeladen wird. So entsteht ein Kreislauf, der die negative Pine-Blockade noch festigt.

Wirkung der Bach-Blüte
Die Bach-Blüte fördert das Selbstbewusstsein und den Abbau von Schuldgefühlen. Der Betroffene lernt, dass Fehler ein Teil des Lebens sind, an denen jeder Mensch seine Persönlichkeit schult und weiterentwickelt. Selbstanklagen sind daher falsch und nicht nur nutzlos, sondern hemmend. Er erkennt, dass ein Anspruch auf Fehlerfreiheit und Perfektion deshalb nicht nur arrogant ist, sondern auch kurzsichtig.

Aus der Praxis
Eine Patientin kommt in die homöopathische Praxis, weil sie unter Diarrhoe (Durchfall) leidet. Sie hat Ärger mit den Schwiegereltern und gibt sich selbst daran die Schuld, denn sie möchte es unbedingt allen recht machen. Nach etwa zweiwöchiger Einnahme von Pine haben sich die Beschwerden deutlich gebessert. Anschließend wird mit anderen Bachblüten, darunter Larch, noch das Selbstbewusstsein unterstützt, sodass die Schuldgefühle aufhören.

Leitsätze
Ich akzeptiere mich so wie ich bin.
Auch Fehler bringen mich weiter.
Nichts in dieser Welt ist vollkommen.

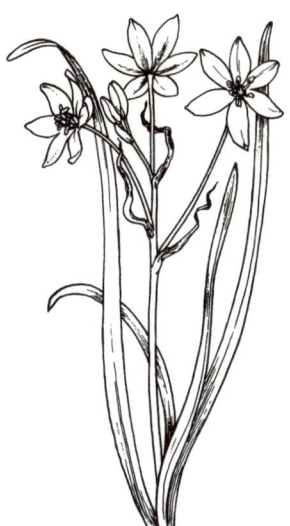

Star of Bethlehem (29)
**Doldiger Milchstern ·
Ornithogalum umbellatum**

Typische Aussage
Ich weiß nicht, wie ich damit fertig werden soll.

*Kurzbeschreibung der
Anwendungsgebiete*
Ein Schock durch belastende
Nachrichten oder Ereignisse kann
große Verzweiflung auslösen.

Pflanzenporträt
Der weiß blühende Milchstern
gehört zu den Liliengewächsen
und wächst wie sie alle mehrere
Jahre hintereinander aus einer
Zwiebel. In der Mitte der langen
schmalen Blätter, die einen
weißen Streifen in der Mitte tragen, wächst der Stängel mit den
doldenförmig angeordneten Blüten. Diese öffnen sich nur an sonnigen oder sehr hellen Tagen. Der
Hauptblütemonat ist der April.
Die Essenz wird mit der Kochmethode hergestellt.

Der harmonische Zustand
Wer Star of Bethlehem als positiv
ausgeprägten Charakterzug
besitzt, ist zu beneiden. Denn er
geht intuitiv mit allen Situationen, die das Leben bietet, richtig
um. Instinktiv erfasst er, was für
ihn gut ist, und meidet negative
Erlebnisse so weit wie möglich.
Wird er doch mit diesen konfrontiert, wertet er sie nicht als niederschmetternde Ereignisse, sondern
als Herausforderungen, an denen
die Persönlichkeit wächst. Dieses
Verhalten setzt große Sensibilität
und Offenheit voraus sowie eine
Schicksalsgläubigkeit im positiven
Sinne, die mit dem Glauben an
eine höhere, alles passend ineinander fügende Lenkung verbunden
ist. Menschen mit einer solchen
Grundkonstitution gibt es nur selten und auch sie leiden hin und
wieder unter einer Blockade des
Star-of-Bethlehem-Zuges.

Der blockierte Zustand
Jeder Mensch erlebt irgendwann
in seinem Leben einen Schock im
Sinne eines Ereignisses, das sein
Leben mehr oder weniger stark
verändert. Das muss nicht unbedingt so ein gravierender Einschnitt wie der Tod eines Menschen, die Trennung von einem
Partner, ein Unfall oder eine
lebensbedrohliche Krankheit sein.
Oft messen wir solchen Vorfällen
gar keine größere Bedeutung bei
und merken erst viel später, dass
wir damit noch nicht abgeschlossen haben. Ein sicheres Anzeichen
dafür sind beispielsweise wiederholt zu einem Ereignis auftretende
Träume. Auch eine nicht zu
erklärende traurige Grundstimmung, Verhaltensstörungen und
viele psychosomatische Erkrankungen haben ihren Ursprung in
einem nicht verarbeiteten Trauma.
Schocks, deren Auslöser bekannt
sind, ziehen oft quälende, immer
wiederkehrende Erinnerungen bis
hin zu Depressionen und Ängsten
nach sich. Die persönliche Katastrophe wird als so schwerwiegend
empfunden, dass jegliche positive
Lebenseinstellung verloren geht.
Das Schockereignis bildet in der
Lebenskurve einen Punkt, von
dem aus es nur bergab geht.

Wirkung der Bach-Blüte

Dieser Zustand wird durch die – meist längerfristige – Einnahme der Star-of-Bethlehem-Tropfen gelockert und gelöst. Die Bach-Blüte hilft bei der Überwindung von Traumata und Schocks, gibt Impulse, einen stockenden Veränderungsprozess fortzuführen. Sie wird deshalb auch in der Psychoanalyse als Blockade lösendes Mittel eingesetzt. Bei Albträumen, Ohnmachten und schweren Erkrankungen wie Krebs weckt sie die positive Lebensenergie. Star of Bethlehem ist deshalb auch der wichtigste Bestandteil der Notfalltropfen. Viele Bach-Blütentherapeuten setzen diese Essenz grundsätzlich der ersten Mischung für einen neuen Patienten zu, weil sie davon ausgehen, dass jeder bereits mindestens einen Schock hinter sich hat, und sei es die eigene Geburt.

Aus der Praxis

Seit der Geburt ihres Kindes leidet eine 33-jährige Mutter unter Polynosis (Heuschnupfen). Im Gespräch mit der Therapeutin erwähnt sie, dass ihr Kind von Geburt an unheilbar krank ist. Die Bach-Blüte Star of Bethlehem löst die innere Blockade, die bei der Geburt durch die schockierende Nachricht der Krankheit aufgebaut wurde. Bach-Blüten-Therapie und Eigenblutbehandlung lindern die Heuschnupfen-Beschwerden so weit, dass sie selbst im folgenden Jahr ohne größere Allergieerscheinungen durch den Sommer kommt.

● *Leitsätze*

Mein Leben ist ein heller, leuchtender Pfad.
Alle Kraft und Energie liegen in mir selbst.

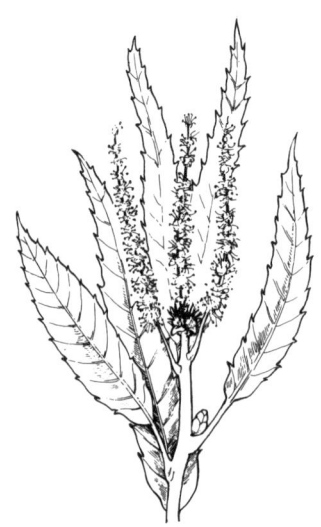

Sweet Chestnut (30)
Edel-/Esskastanie · Castanea sativa

Typische Aussagen
Ich weiß nicht, was ich machen soll. Es geht nicht mehr weiter, ich bin völlig verzweifelt.

Kurzbeschreibung der Anwendungsgebiete
Wer keinen Ausweg mehr sieht, reagiert mit Verzweiflung und Mutlosigkeit, ohne jedoch völlig aufzugeben.

Pflanzenporträt
Die Edelkastanie ist nicht mit den anderen Kastanienbäumen, sondern mit den Buchen verwandt, was schon an ihren Blättern zu erkennen ist. Sie sind nicht fünffingrig, sondern lanzettförmig mit gezähntem Rand. Eine alte Esskastanie – sie können ein Alter von tausend Jahren erreichen – wirkt sehr imposant, denn sie wird bis zu dreißig Meter hoch und hat einen dicken Stamm. Die ersten Früchte bilden sich erst mit etwa zwanzig Jahren. Im Unterschied zu den meisten Laubbäumen blüht Castanea sativa erst im Sommer, wenn die Blätter bereits ausgereift sind. Die gelblich-grünen

kätzchenartigen Blüten werden mithilfe der Kochmethode zur Bach-Blüten-Essenz verarbeitet.

Der harmonische Zustand
Sweet-Chestnut-Menschen kennzeichnet eine große innere Stärke und ausgeprägtes Selbstvertrauen. Sie stellen sich allen Schwierigkeiten, suchen immer nach einer Lösung und geben die Hoffnung nie auf. Sie befürworten die Dualität des Lebens, wissen, dass es ohne Schwarz kein Weiß, ohne Gut kein Böse, ohne Nacht keinen Tag, ohne Lachen kein Weinen, ohne negative Erfahrungen keine positiven gäbe. Dabei vertrauen sie darauf, dass letztlich alles einen tieferen Sinn hat.

Der blockierte Zustand
Im negativen Zustand hat der Sweet-Chestnut-blockierte Mensch das Urvertrauen in die Zusammenhänge des Universums verloren. Er sieht sich vor oder in einem schwarzen Loch, vor und aus dem es kein Entrinnen gibt. Alle Wege scheinen ins Nichts zu führen, es gibt keine Hoffnung auf Besserung. Dieses ist eines der intensivsten negativen Gefühle, die ein Mensch haben kann. Es tritt während eines Umbruchsprozesses kurz vor dem Fällen einer verändernden Entscheidung auf. Der Betroffene ist in dieser Phase völlig allein mit sich, seiner Vergangenheit und seiner potenziellen, für ihn aber noch nicht klar erkennbaren Zukunft. Die belastende Situation führt ihn bis an seine Grenzen oder über sie hinaus und leitet so einen Wandel des Bewusstseins und des Charakters ein. Ist das Tief überwunden, geht er gestärkt daraus hervor. Denn seine eigene Kraft ist ihm nun deutlicher bewusst als zuvor.
Von außen ist der Sweet-Chestnut-Zustand oft nicht zu erkennen, weil die Betroffenen ihn sorgfältig vor ihrer Umwelt verbergen oder sich oft selbst nicht darüber im Klaren sind.

Wirkung der Bach-Blüte
Die Essenz Sweet Chestnut durchbricht die Mauer der Verzweiflung und unterstützt die Suche nach einer neuen Perspektive. Sie vermittelt neue Lebensenergie und fördert das innere Gleichgewicht sowie das Stehvermögen in schwierigen Lebensphasen. Auch die Hilfe Außenstehender wird leichter angenommen.

Aus der Praxis
Völlig verzweifelt und aufgelöst ruft eine 39-jährige Patientin in der Praxis an. Sie will sich von ihrem Ehemann trennen und fühlt sich völlig hoffnungslos. Dieser Zustand dauert schon eine Zeit lang an. Sie bekommt zunächst eine Bach-Blüten-Mischung mit Sweet Chestnut, die ihr hilft, aus dieser Hoffnungslosigkeit wieder herauszukommen. Sie sieht nun, dass es einen Ausweg zu ihrer Situation gibt, und findet auch die Kraft, den harten Weg der Trennung zu gehen und ein neues Leben anzufangen.

* *Leitsatz*
Es gibt immer einen Ausweg.

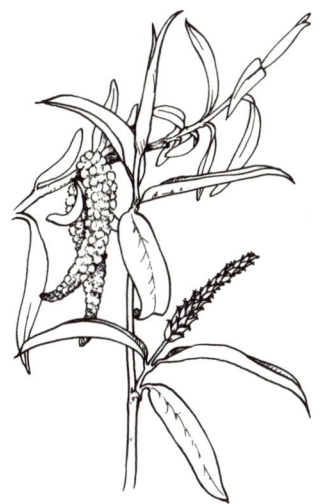

Willow (38)
Gelbe Weide · Salix vitellina

Typische Aussage
Warum passieren immer mir solche Dinge?

Kurzbeschreibung der Anwendungsgebiete
Verbitterung und Hadern mit dem Schicksal führen zu Groll und Unversöhnlichkeit.

Pflanzenporträt
Als Unterform der Silberweide wächst die Gelbe Weide, auch Dotterweide, bevorzugt im feuchten Gelände oder an den Wasserläufen von Bächen und Flüssen. Der Baum wächst sehr schnell und wird bis zu 25 Meter hoch mit elastischen, herunterhängenden Ästen. Er blüht im Frühjahr, die männlichen, weithin bekannten silbergrauen Weidenkätzchen wachsen an einem anderen Baum als die lichtgrünen, länglichen, weiblichen. Durch die Kochmethode wird die Essenz Willow produziert.

Der harmonische Zustand
Der ausgeglichene Willow-Mensch strahlt Optimismus und Zuversicht aus. Er geht von dem Grundsatz aus, dass das Leben oder das Schicksal es zwar gut mit ihm meinen, es aber innerhalb seines Rahmens entsprechend handeln muss. Denn jeder ist seines Glückes Schmied. Deshalb hadert er auch nicht, wenn etwas nicht nach seinen Vorstellungen klappt. Fehler sind für ihn der Anlass, sein Handeln beim nächsten Mal zu überdenken.

Der blockierte Zustand
Im negativen Willow-Zustand sieht sich der Mensch als das Opfer schlechthin. Egal, was nicht funktioniert, immer sind die anderen schuld. Und selbst wenn es ihm objektiv betrachtet recht gut geht, vergleicht er sich immer mit Personen, denen es – seiner Ansicht nach – besser geht und beneidet sie darum. Er ist nie zufrieden, weil er in allem ein Haar in der Suppe findet. Durch seine Nörgeleien verdirbt er oft anderen Menschen die Stimmung. Da er vom Leben so benachteiligt ist, findet er es selbstverständlich, dass seine Zeitgenossen ihm helfen. Ein Wort des Dankes kommt ihm selten über die Lippen, sodass seine Umwelt sich von ihm zurückzieht. – Dann haben sich seine Klagen bewahrheitet. Zu keinem Zeitpunkt denkt er darüber nach, was er selbst verändern könnte, wie er selbst aktiv werden könnte. Statt dessen werden sein Groll und seine Wut über die Ungerechtigkeit der Welt immer stärker. Sie brechen aber nicht offen aus, sondern er schluckt sie herunter. Typische Willow-Krankheiten sind deshalb Probleme mit Magen, Darm und Leber, aber auch Geschwüre und Rheuma plagen solche Menschen.

Wirkung der Bach-Blüte
Die Bach-Blüte Willow gibt den Impuls zu einer lebensbejahenden Einstellung, zur Übernahme eigener Verantwortung und zum Verzeihen. Drei auf den ersten Blick sehr unterschiedlich wirkende Aspekte, die sich aber gerade im negativen Willow-Zustand alle gegenseitig beeinflussen: Hat der „Nörgler" erkannt, dass er sein Dasein selbst beeinflussen kann, dass er nicht Opfer der Umstände ist, wird er es positiver und gelassener sehen. Das positivere Denken überträgt er auch auf seine

Mitmenschen, denen er nicht mehr die Schuld für alles und jedes zuschiebt – auch deshalb, weil es gar nicht mehr so viele schlechte Dinge in seiner Existenz gibt.

Aus der Praxis
Ein 41 Jahre alter Mann hat familiäre Probleme. Er sieht sich dabei selbst in der Rolle des Opfers und ist sehr verbittert. Durch die Einnahme von Willow lernt er, seine Verbitterung zu überwinden und nicht nur andere für seine Probleme verantwortlich zu machen. Er beginnt, eigenverantwortlich mit seiner Lebenssituation umzugehen und sich eigene Fehler einzugestehen.

• *Leitsätze*
Denke positiv.
Das Leben ist schön.
Das Glück liegt in meiner Hand.

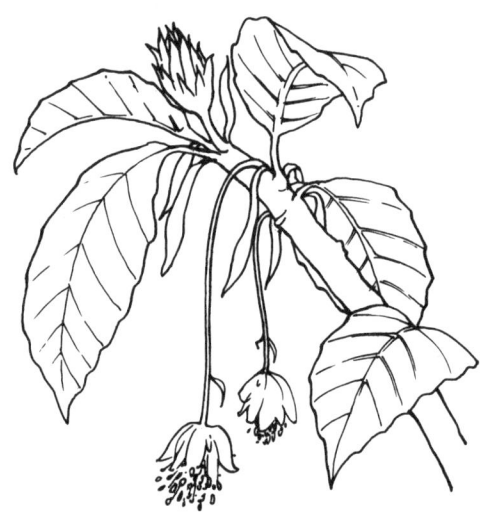

Beech (3)
Rotbuche · Fagus sylvatica

Typische Aussagen
Wie kann sich jemand nur so
anziehen. Aber dieser Aspekt
muss noch berücksichtigt werden.
Das ist ja nicht zu ertragen!

*Kurzbeschreibung der
Anwendungsgebiete*
Intolerantes und engstirniges Verhalten führt zu vorschneller Einmischung und Kritiksucht.

Pflanzenporträt
Die imposante Rotbuche wird
bis zu dreißig Meter hoch und
ist ein typischer europäischer
Waldbaum. Gleichzeitig mit dem
Laub entwickeln sich im April
und Mai die Blüten. Männliche
und weibliche wachsen an einem
Baum. Im Herbst bilden sich
die Bucheckern. Sie sind sehr
ölhaltig und gleichen kleinen
Nüsschen.
Die Blütenessenz wird mithilfe
der Kochmethode hergestellt.

Der harmonische Zustand
Ausgeglichene Beech-Charaktere
gehören zu den beliebtesten Zeitgenossen. Sie sind angenehme
und gesuchte Gesprächspartner
weil sie sich mit den Problemen
ihrer Mitmenschen nicht nur mit
Verstand, sondern auch mit Herz
auseinander setzen. Dadurch sind
sie einerseits in der Lage, sich in
die Gefühlswelt des anderen hin-
einzuversetzen und seine Schwierigkeiten zu verstehen. Andererseits haben sie die Fähigkeit, die
Situation zu analysieren und
durch konstruktive Kritik zu ver-
bessern. So finden sie bei jedem
Konflikt eine positive Seite, die sie
hervorheben. Negative Aspekte
bewerten und verarbeiten sie als
Erfahrungen, aus denen es zu lernen gilt. Diese ideale Kombination von Toleranz und gutem
Urteilsvermögen basiert auf der
Einsicht, dass jeder seinen Platz in
der Welt hat und dass unterschiedliche Charaktere und Fähigkeiten unabdingbar für das Funk-
tionieren des großen Ganzen sind.

Der blockierte Zustand
Die negative Ausprägung des
Charakterzugs Beech ist durch
hyperkritische Intoleranz gekennzeichnet. Die Tatsache, dass jedes
Ding nicht nur gute, sondern
auch schlechte Seiten hat, bleibt
unberücksichtigt. An ihre Stelle
tritt ein übertriebenes Streben
nach Vollkommenheit, das negative Gesichtspunkte ausmerzen
will. Unangenehme Erlebnisse
darf es in diesem Weltbild nicht
geben, deshalb werden sie verdrängt. Die ihnen innewohnen-
den Lernimpulse werden nicht
wahrgenommen, sodass auch die
Entwicklung der Persönlichkeit
behindert wird.
Das Ergebnis ist ein Mensch, der
immer – ungefragt und spontan –
an allem herummeckert. Nichts
ist ihm gut genug, immer weiß er
alles besser. Seine Sätze fangen oft
mit „nein" oder „aber" an.
Details, die andere Leute kaum
wahrnehmen, stören ihn unver-
hältnismäßig stark. Auf Fehler
oder Schwächen reagiert er klein-
lich, engstirnig oder pedantisch.
Sie verursachen ihm innere Spannungen, die sich auch körperlich
ausdrücken und zwar in angespannten, verhärteten Gesichtszü-
gen, Steifheit im Oberkörper und
den Armen, oft auch in Allergien
oder Verdauungsproblemen. Seine
Umgebung empfindet sein Verhalten als hart, stolz und arrogant
und meidet mit der Zeit den

Kontakt, sodass er sich durch seine Art leicht selbst isoliert.

Wirkung der Bach-Blüte
Die Bach-Blüte Beech gilt als die Toleranzblüte. Sie stellt den übergeordneten Bezug zur Welt als großer Einheit wieder her und vermittelt so zwischen dem hohen unerfüllbaren Ideal und der Realität. Sie fördert die Einsicht, dass auch Unzulänglichkeiten und Misserfolge zum Leben gehören und dass auch aus ihnen Fortschritt erwächst, wenn sie nicht verdrängt werden. Der Betroffene wird nach und nach in die Lage versetzt, nicht nur die Fehler seiner Umwelt, sondern auch seine eigenen zu sehen und anzuerkennen. Dadurch wird er flexibler und lockerer, sodass sich auch die physischen Symptome entspannen und legen.

Aus der Praxis
Ein 39-jähriger Vater hat Probleme mit seiner fünfjährigen Tochter, weil sie nach seiner Aussage nur herumschreit. Er selbst wurde von seinen Eltern sehr streng erzogen und verlangt nun seinerseits auch viel von seiner Tochter. Da er meint, sie müsse alles richtig machen, was er von ihr erwar-

tet, reagiert er sehr intolerant und laut, wenn ihn das Ergebnis nicht zufrieden stellt. Die Tochter hat sich dieses Verhalten abgeguckt und begegnet ihm genauso, nämlich laut schreiend.
Er nimmt eine Blütenmischung mit Beech ein und tritt seiner Tochter nach einiger Zeit geduldiger gegenüber. Er erkennt, dass er sie überfordert, wenn er Dinge von ihr verlangt, für die sie noch zu klein ist. Damit wird es für das Mädchen leichter, den Wünschen ihres Vaters zu entsprechen, und ihre heftigen Reaktionen lassen nach. So gestaltet sich das Zusammenleben der beiden bald wesentlich harmonischer und liebevoller.

● *Leitsätze*
Ich bin geduldig und tolerant.
Aus jedem Fehler wächst eine Erkenntnis.
Ich bin voller Liebe und Geduld.

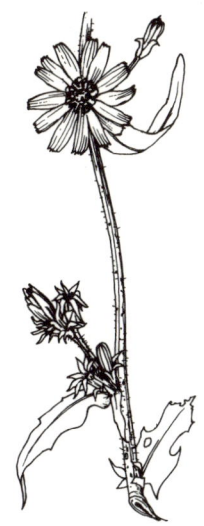

Chicory (8)
Wegwarte · Cichorium intybus

Typische Aussagen
Ich rackere mich ab und wo bleibt der Dank?
Ich mache das alles nur für euch.

Kurzbeschreibung der Anwendungsgebiete
Die übertriebene Fürsorge äußert sich in besitzergreifender Hilfsbereitschaft, für die Dank gefordert wird.

Pflanzenporträt
Die Zichorie ist mit ihren wunderschönen blauen sternförmigen Blüten eine Bereicherung für jeden Garten. Als Staude wächst sie bis neunzig Zentimeter hoch, und ihre Stängel sind sehr verzweigt. Die recht anspruchslose Pflanze gedeiht besonders auf trockenen, sauren Böden. Hat sie einen feuchteren Standort, ist die Farbe der Blüten weniger intensiv und reicht bis ins Rosa. Sie entfalten sich im Sommer zwischen Juli und September, aber immer nur wenige gleichzeitig. Da sie sofort nach dem Abpflücken verwelken, muss die Bach-Blüten-Essenz besonders sorgfältig nach der Sonnenmethode hergestellt werden.

Der harmonische Zustand
Harmonisch entwickelte Chicory-Menschen stellen sich selbstlos in den Dienst anderer und helfen, wo sie nur können. Große Kraft und Nächstenliebe kennzeichnen sie dabei. Voller Hingabe setzen sie sich uneigennützig, ohne Dank oder materielle Gegenwerte zu erwarten, für die Belange ihrer Umgebung ein. All dies tun sie voller Warmherzigkeit und Anteilnahme. Sie freuen sich, wenn sie helfen können, und fühlen sich durch diese Freude bereichert. Sie haben soziale und heilende Berufe.

Der blockierte Zustand
Die Chicory-Blockade charakterisiert, dass bei der Freude am Helfen das Element der Selbstlosigkeit wegfällt und durch Egoismus ersetzt wird. Die Hilfe ist fordernd, weil immer Dankbarkeit und Zuneigung erwartet werden. Der Hunger nach Liebe und Anerkennung ist nun die Triebfeder für die Hilfe, nicht mehr die Notlage des anderen. Diese falsche Grundlage führt auch dazu, dass Unterstützung aufgedrängt wird, obwohl sie gar nicht nötig wäre. Der negative Chicory-Zustand tritt in allen Altersgruppen bei Männern und Frauen auf.

Besonders auffällig ist er bei Kindern, die durch angebotene Hilfe Anerkennung und Aufmerksamkeit suchen, und bei der so genannten Übermutter, bei der „Glucke", die sich auch in die allerkleinsten familiären Belange mit Rat und Tat einmischen muss. Dabei ist die Chicory-Mutter in Wirklichkeit eine Bremse für die Entwicklung ihrer Kinder. Denn mit jeder Mühe, die sie ihnen angeblich hilfreich abnimmt, nimmt sie ihnen auch ein Stück ihrer Persönlichkeitsentwicklung. Auf diese Art und Weise bindet sie die Kinder unter dem Deckmäntelchen der Selbstaufopferung an sich und verhindert deren Selbstständigkeit. So sorgt sie dafür, dass ihr das Gefühl des Gebrauchtwerdens erhalten bleibt: Statt der Selbstaufopferung handelt es sich also um eine Opferung, nämlich die der Eigenständigkeit und des Selbstvertrauens ihrer Kinder.

Wirkung der Bach-Blüte

Die Blütenessenz Chicory wandelt dieses egoistische Verhalten in wirkliche Liebe um, die eigenständige Entwicklungen der anderen Persönlichkeit zulässt. Sie bereitet den Weg für das Verständnis dafür, dass man sich Liebe auch durch Hilfsbereitschaft nicht erkaufen kann. Indem das eigene Selbstvertrauen gestärkt wird, vermehrt sich auch das Zutrauen, geliebt zu werden. Das Einfordern von Zuwendung, wie es hinter der aufgedrängten Hilfe steht, fällt dadurch nach und nach weg.

Aus der Praxis

Eine ältere Patientin klagt darüber, dass sie sehr anfällig für Infekte ist. Nach einer ausführlichen Untersuchung wird eine Symbiosestörung (krankhafte Darmflora) diagnostiziert, die homöopathisch behandelt wird. Gleichzeitig stellt sich im Gespräch heraus, dass die Patientin Eheprobleme hat, weil sie ihr Bestes für ihren Mann gibt, aber das Gefühl hat, er erwidert es nicht, gibt ihr nichts zurück. Nach längerem Gespräch sieht sie ein, dass ihr scheinbar selbstloser Einsatz für ihren Gatten immer mit der Erwartung von Dankbarkeit gekoppelt ist. Da sie diese von ihm nicht in ausreichendem Maße erhält, gibt es in der Ehe deswegen ständig Streit und Unstimmigkeiten. Durch Chicory lernt die Frau, den anderen loszulassen, sich nicht pausenlos für ihn einzusetzen und entsprechenden Dank zu erwarten. Die Streitursachen wurden in dieser Ehe durch die veränderte Denkweise reduziert, und die Beziehung verläuft harmonischer. Dies förderte wiederum den körperlichen Heilungsprozess.

• *Leitsätze*

Ich werde um meiner selbst willen geliebt.
Ich liebe und werde geliebt.
Ich gebe gern.

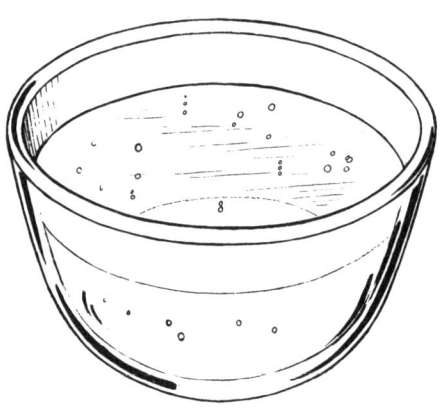

Rock Water (27)
Heilkräftiges Quellwasser

Typische Aussage
Ich halte mich nur strikt an meine Prinzipien.

Kurzbeschreibung der Anwendungsgebiete
Übertriebene Selbstdisziplin und das Beharren auf Prinzipien führen zu geistiger Starrheit.

Porträt
Das Wasser aus heilkräftigen Quellen ist das einzige nicht-pflanzliche Mittel im Bachschen Heilsystem, ist aber genauso wie die Blüten natürlicher Herkunft und insofern mit ihnen verwandt. Durch den natürlichen Wasser-kreislauf (Verdunstung – Regen – Versickern – Quellwasser) wäscht es vieles aus und reichert sich mit Mineralien und anderem an.

Der harmonische Zustand

Der harmonische Rock-Water-Charakter ist sehr gefestigt in seinen Vorstellungen und zeichnet sich durch einen starken Willen und großen Idealismus aus. Mit Selbstdisziplin verfolgt er seinen Weg und hört dabei auf seine innere Stimme. Deshalb ist er in der Lage, auf Veränderungen flexibel zu reagieren, seine Prinzipien zu überprüfen und abzuwandeln, wenn es erforderlich ist. Er wird oft wegen seines klaren, aber offenen Lebenskonzepts bewundert, würde aber von anderen Menschen niemals die gleiche Konsequenz erwarten. Denn er gesteht jedem seine individuelle Lebensweise zu.

Der blockierte Zustand

Ist der Rock-Water-Zustand negativ ausgeprägt, schlägt er in Prinzipienreiterei und geistigen Zwang um. Dabei setzt der Betroffene sich mit seinen überhöhten Moralvorstellungen selbst unter Druck. Er strebt Vollkommenheit um jeden Preis an. Ohne Rücksicht auf seine Psyche versucht er, das umzusetzen, was er einmal für sich als richtig erkannt hat, und nimmt dabei nicht unerhebliche Mühen auf sich. Er zwingt seiner Umwelt seine Vorstellungen zwar nicht auf wie Menschen mit einer Vervain-Blockade (siehe Seite 165), aber er will ihr ein möglichst perfektes Vorbild sein. Bedürfnisse, die nicht in sein Idealbild passen, verdrängt und verleugnet er, genauso wie er abweichende Meinungen weit von sich weist. Daraus resultiert eine gewisse geistige Starre, die flexible Reaktionen auf veränderte Umstände verhindert. Dieser Geisteshaltung entsprechen auf der körperlichen Ebene Ablagerungen in Gefäßen und Gelenken, Nierensteine, Rheuma und bei Frauen Menstruationsbeschwerden. Denn gerade Rock-Water-Blockierte, die sehr von Verstand und Vernunft dirigiert werden, missachten die Bedürfnisse ihres Körpers oft.

Fast alle Menschen geraten hin und wieder in eine kurzfristige Rock-Water-Blockade, weil sie meinen, aufgrund der augenblicklichen Umstände ihres Alltags einige Bedürfnisse unterdrücken zu müssen.

Wirkung der Bach-Blüte
Bildlich gesprochen glättet Rock Water mit der Kraft des Wassers die Kanten der Felsen, sodass sie harmonisch in den Fluss des Lebens passen. Tatsächlich erleichtert diese Bach-Blüte den Betroffenen das Leben, weil sie sich nach der Einnahme der Tropfen für die Bedürfnisse öffnen, die sie bis dahin verdrängt hatten, weil sie nicht in ihr Lebenskonzept passen. So wird ihr Dasein leichter, angenehmer und auch reicher, weil sie sich nun auch mit anderen existenziellen Aspekten beschäftigen, die sie vorher prinzipiell abgelehnt haben. Freude und Abwechslung haben nun mehr Raum.

Aus der Praxis
Eine Frau im Alter von 60 Jahren leidet unter Verspannungen und einem Schulter-Arm-Syndrom. Sie hat strikte Prinzipien und Vorsätze, nach denen sie ihr Leben führt. Da sie ihre Einstellung voller Stolz für die einzig wahre hält, ärgert sie sich immer wieder darüber, dass zu Hause nicht alles so läuft wie geplant. Ihre akuten Beschwerden werden mit einer Neuraltherapie (Behandlung zur Beeinflussung bestimmter Teile des Nervensystems, die für die Störung verantwortlich sein können) behandelt. Außerdem bekommt sie Bach-Blüten, darunter vor allem Rock Water, das ihr hilft, lockerer und flexibler zu reagieren. Sie ist nun bereit, ihre Prinzipien zu überdenken und einige davon abzulegen. Damit verschwindet ihre ständige Verkrampftheit, und die Beschwerden im Halswirbelsäulenbereich lassen ebenfalls merklich nach.

• *Leitsatz*
Ich bin offen für neue Anregungen.

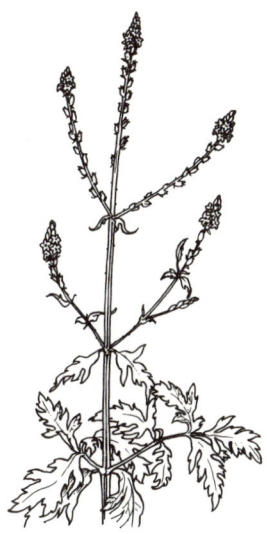

Vervain (31)
Eisenkraut · Verbena officinalis

Typische Aussage
Wenn ich von etwas überzeugt bin, möchte ich, dass auch andere davon profitieren.

Kurzbeschreibung der Anwendungsgebiete
Übereifrige Begeisterung und wiederkehrender Fanatismus gipfeln in einem bekehrenden „Missionatsverhalten".

Pflanzenporträt
Im Sommer, zwischen Juni und September, öffnen sich die kleinen rosa- bis lilafarbigen Blüten der Verbenen. Sie wachsen ährenförmig und entfalten sich zuerst unten, danach oben. Das Eisenkraut ist eine winterharte Staude, die insgesamt recht anspruchslos ist, sich mit trockenen, nährstoffarmen Böden zufrieden gibt, allerdings viel Sonne benötigt. Die Blüten der 65 bis 95 cm hohen Staude werden durch die Sonnenmethode zur Essenz verarbeitet.

Der harmonische Zustand
Ausgeglichene Vervain-Typen gehören zu den vielbewunderten Power-Menschen, die ihre Ideale unter großem Einsatz umsetzen und andere Menschen durch ihren Enthusiasmus mitreißen. Sie sind voller Energie und ganz von ihrer selbst gewählten Aufgabe erfüllt. – Es sind meist moralische oder soziale Aufgaben. – Trotzdem hören sie sich andere Standpunkte dazu interessiert an und können sich ihnen anschließen, wenn die Argumente überzeugend sind. Vervain-Typen sind die einsatzfreudigen Menschen, die sich im großen gesellschaftlichen Rahmen als Revolutionäre oder Missionare hervortun, im kleineren Rahmen nützliche Ehrenämter in Vereinen und Organisationen übernehmen.

Der blockierte Zustand
Im gestörten Vervain-Zustand können die Betroffenen mit ihrem großen Energiereservoir nicht richtig, das heißt umsichtig, umgehen. Sie sind von ihrem Ziel so fasziniert, dass sie sich mit jeder Faser ihres Körpers dafür einsetzen. Ohne Rücksicht auf die eigene Gesundheit, aber auch ohne Rücksicht auf die Meinungen ihrer Umgebung. Sie sind so fanatisch, dass sie andere Ansichten nicht gelten lassen. Dabei merken sie gar nicht, dass sie ihrer Sache einen „Bärendienst" erweisen, weil sich andere mit dem Gedanken „nicht das schon wieder" genervt oder angeödet abwenden. Das innerliche Angespanntsein äußert sich in Nervosität, Schlaflosigkeit, einer intensiven Mimik und Gestik und einer allgemeinen Muskelanspannung, die alle motorischen Prozesse kraftvoller ausfallen lässt als gewöhnlich, z. B. wird ein Glas so hart abgesetzt, dass es zerbricht. Oft erschöpfen sie sich selbst so sehr, dass sie körperlich und geistig am Ende sind, quasi „auf dem Zahnfleisch gehen". Und selbst, wenn Ihnen Zeit dafür zur Verfügung steht, kommen sie nicht zur Ruhe.

Wirkung der Bach-Blüte

Mit der Bach-Blüte Vervain lernt der unausgeglichene Charakter, seine Energien gezielt einzusetzen und seine physische Kraft nicht zu überfordern. Vervain gibt den Impuls für mehr Gelassenheit und Ruhe, sodass aus fanatischem Überreden inhaltliches Überzeugen wird. Da durch Vervain das Leben insgesamt entspannter verläuft, werden auch die körperlichen Auswirkungen positiv beeinflusst oder verschwinden sogar ganz.

Aus der Praxis

Eine 56 Jahre alte Patientin kommt in die Naturheilpraxis, weil sie sehr unter ihrer Nervosität und Gereiztheit leidet. Ihr äußeres Erscheinungsbild, ihre Gestik und Mimik weisen sie als Energiebündel aus. Es stellt sich heraus, dass sie zu den Menschen gehört, die immer in Aktion sein, immer etwas tun müssen. Sobald sie eine Sache entdeckt hat, die ihr gut gefällt, beschäftigt sie sich intensiv damit und versucht, auch alle anderen dafür zu begeistern. Es ist wichtig, dass die Patientin ihre innere Ruhe wieder bekommt. Ihr werden Entspannungsübungen empfohlen zusätzlich zu einer Bach-Blüten-Mischung, die Vervain enthält. Diese Essenz hilft ihr, das rechte Maß zu finden und die Dinge nicht zu übertreiben.

● *Leitsätze*

Ich bin ruhig und gelassen.
Weniger ist mehr.

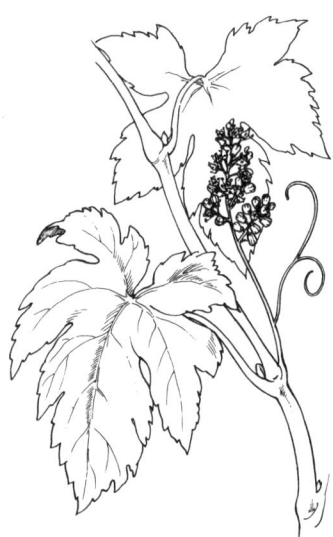

Vine (32)
Weinrebe · Vitis vinifera

Typische Aussage
Ich bin es gewohnt, meinen Willen durchzusetzen.

Kurzbeschreibung der Anwendungsgebiete
Ein starker Durchsetzungstrieb führt zu dominantem, autoritärem Verhalten.

Pflanzenporträt
Die Weinrebe gehört zu den ältesten Kulturpflanzen des Menschen und ist inzwischen weltweit verbreitet, wächst aber am besten in sonnigen Gefilden. Auch die einzelne Pflanze kann mehrere hundert Jahre alt werden. Wächst sie wild, rankt die bis fünfzehn Meter lange Pflanze am Boden entlang und an allem hinauf, was ihr Halt bietet. Wird sie wegen ihrer Trauben kultiviert, bindet man sie an Spalier und beschneidet sie. Die Blüten öffnen sich im Mai und Juni. Sie sind klein und grün, duften intensiv und wachsen in Trauben wie später die Früchte. Die Bach-Blüten-Essenz Vine wird

durch die Sonnenmethode hergestellt.

Der harmonische Zustand
Positiv entwickelte Vine-Charaktere verfügen über eine ausgeprägte Urteilsfähigkeit und einen ungewöhnlich großen Vorrat an Energie. Ihre Geistesgegenwart und ihr Organisationstalent lassen sie schnell die richtigen Entscheidungen treffen. Gekoppelt mit ihrer Willensstärke und Durchsetzungsfähigkeit entsteht daraus eine natürliche Autorität, die sie zum Wohle anderer einsetzen. Deshalb folgen in Krisensituationen alle anderen Menschen bedenkenlos ihren Anweisungen. Vine-Charaktere stehen oft als allgemein anerkannte und geschätzte Führungspersönlichkeiten an der Spitze einer Organisation oder Institution oder haben in kleineren gesellschaftlichen Strukturen eine leitende Funktion.

Der blockierte Zustand
Vielen Vine-Menschen gelingt es nicht, ihr großes Energiepotenzial so zu kontrollieren, dass sie es wirklich im Dienste ihrer Umgebung einsetzen, obwohl sie immer der Meinung sind, sie täten es. Der negative Vine-Zustand zeich-

net sich deshalb durch Machtstreben, Bevormundung und Unnachgiebigkeit aus. Die Führungsqualitäten werden eingesetzt, um eigene egoistische Ziele durchzusetzen, ohne Rücksicht auf die individuellen Bedürfnisse anderer. Ihre unbestrittenen Fähigkeiten kombiniert mit großem Ehrgeiz, verleiten sie zu der irrigen Annahme eigener Unfehlbarkeit. Sie wollen ihren Mitmenschen ihre Meinung aufzwingen, weil sie diese für die einzig richtige halten und dementsprechend für das Beste, was den anderen widerfahren kann.

Auf den ersten Blick widersprüchlich wirkt die Tatsache, dass die Vine-Blockade oft mit einer Centaury-Blockade (leicht zu beeinflussen, schwacher Wille) (siehe Seite 123) gekoppelt ist: So lassen sich viele im Beruf sehr dominante und autoritäre Männer zu Hause von ihren Ehefrauen, oder auch Müttern, herumkommandieren und tun, was von ihnen verlangt wird. In solchen Fällen ist die Stärke im Beruf oft nur eine Überkompensation der Willensschwäche. Es gibt auch sehr viele Freundschafts- und Partnerbeziehungen, in denen ein Partner der Vine- und der andere der Centaury-Typ ist. Oft basieren solche Verhältnisse auf gegenseitiger Billigung, aber in vielen Verbindungen nutzt Vine seine Macht, um Centaury zu unterdrücken.

Wirkung der Bach-Blüte
Die Bach-Blüte Vine stellt die Verbindung zwischen dem auf sich und seine Ziele beschränkten Menschen und dem Universum als großer sinnvoll gefügter Einheit wieder her. Sie weckt das Verständnis für übergeordnete Zusammenhänge und rückt damit die Position des Betroffenen wieder ins richtige, bescheidenere Licht. Er erkennt, dass auch andere Ansichten ihre Berechtigung haben, begegnet ihnen mit mehr Toleranz und ist auch bereit seine eigene Meinung zu überprüfen oder gegebenenfalls zu revidieren. Die Macht über andere wird von dem Menschen nicht mehr für egoistische Pläne, sondern für höhere Ziele eingesetzt.

Aus der Praxis
Ein 67-jähriger Rentner, der während seines Berufslebens eine leitende Position innehatte, neigt innerhalb der Familie zu autoritärem Verhalten. Er duldet keinen Widerspruch. Alle haben seinen Worten zu folgen, denn was er sagt, ist immer richtig und muss deshalb gemacht werden. Darunter leiden alle anderen Familienmitglieder, nicht zuletzt seine Ehefrau. Durch die Bach-Blüte Vine lernt er, seine Position so zu nutzen, dass er niemanden unter Druck setzt und auch die Meinungen seiner Mitmenschen gelten lässt.

• *Leitsätze*
Jeder hat das Recht auf eine eigene Meinung.
Ich trage meine Verantwortung voller Liebe.

Rescue-Notfalltropfen und -salbe

Das bekannteste und am weitesten verbreitete Mittel unter den Bach-Blüten ist eine Mischung aus fünf Blüten, die Edward Bach Rescue Remedy nannte, was auf Deutsch etwa so viel bedeutet wie „Rettungsmittel". Es ist seine einzige fertige, bzw. genau vorgegebene Blütenmischung. Der Name zeigt schon an, dass Bach diese Mischung für einen besonderen Einsatzbereich vorsah, nämlich für Krisensituationen, für Umstände, in denen der Betroffene auf Grund einer tiefen Erschütterung seiner Persönlichkeit – meist nur innerlich – nach augenblicklicher Rettung und Hilfe schreit. Dabei kommt es nicht darauf an, ob andere Menschen den Anlass oder die Sachlage genauso bewerten, es reicht, wenn der Betroffene sie als persönliche Katastrophe empfindet.

Gewöhnlich handelt es sich dabei um akute oder bevorstehende Erlebnisse, die denjenigen völlig aus seinem Lebenskonzept bringen oder ängstigen. Und das kann schon der bevorstehende Zahnarztbesuch sein, bei dessen Vorstellung manchem bereits der Angstschweiß ausbricht, während er einen anderen Menschen vielleicht völlig kalt lässt. In solchen Fällen wirken die Notfalltropfen wie die Erste Hilfe nach einem Unfall oder wie ein Rettungsring, der einem Ertrinkenden zugeworfen wird. Sie sollten deshalb in keinem Arzneimittelschrank fehlen. – Sie sollen natürlich nicht den Arzt ersetzen, genauso wenig wie die anderen Bach-Blüten.

Edward Bach setzte seine Rescue Remedy aus den folgenden fünf Blüten zusammen, weil sie die verschiedenen Folgen einer negativen Erfahrung optimal auffangen und zur Stabilisierung der aus dem Gleichgewicht gebrachten Seele beitragen:

Rock Rose: gegen Panik und hysterische Ausbrüche
Star of Bethlehem: gegen Schock und Schreck
Cherry Plum: gegen das Gefühl, die Kontrolle über sich zu verlieren
Impatiens: gegen geistigen Stress und Spannung
Clematis: gegen Leere und Bewusstlosigkeit

Diese Notfalltropfen sind in jedem Bach-Blüten-Set als 39. Flasche bereits fertig gemischt enthalten. Wenn Rescue zusammen mit anderen Blüten genommen werden soll, gilt es als ein Mittel.

Für die Einnahmeflasche wird Rescue doppelt so stark gemischt wie die anderen Essenzen, weil es sich um eine bereits zusammengesetzte Substanz handelt: Statt zwei werden vier Tropfen aus der Vorratsflasche auf 30 ml Wasser gegeben.

Man kann die Notfalltropfen aber auch selber mischen, und zwar genauso wie man sonst auch eine Blütenmischung zubereitet, nämlich zwei Tropfen aus jeder der fünf stock bottles auf 30 ml Wasser (siehe Seite 23).

Wie die Notfalltropfen dosiert werden, hängt von der individuellen Konstellation ab. Bei akuten Fällen gibt man vier Tropfen direkt aus der stock bottle in ein Glas Wasser oder Saft und trinkt es in kleinen Schlucken. In großer Eile können die Tropfen auch direkt aus der Vorratsflasche genommen werden. Bei Ohnmächtigen wird Rescue aus der Einnahmeflasche auf Lippen, Zahnfleisch, Schläfen oder auf das Handgelenk geträufelt, bei Babys auf die Fontanelle. Folgendes sollte bei der Einnahme der Notfalltropfen beachtet werden, um die Wirksamkeit nicht zu mindern: Es gibt Fälle, in denen der Patient bereits eine der in Rescue Remedy enthaltenen Blüten in einer anderen Blütenkombination einnimmt, weil er die entsprechende Blockade lösen will, z. B. Clematis gegen Verträumtheit oder Impatiens gegen Anspannung. Wird dann bei einer Krise Rescue eingesetzt, sollte man die jeweilige Blüte zur Verstärkung dazugeben.

Die Notfalltropfen können auch äußerlich als Umschläge, Wickel, Kompressen oder Bäder angewendet werden. Dazu werden sechs Tropfen aus der stock bottle in einen halben Liter Wasser gegeben (Bäder: sechs Tropfen/Wanne). Grundsätzlich sollen diese Tropfen ihre Erste-

Hilfe-Funktion behalten und nicht zur Gewohnheit werden. Sie sind kein Mittel, mit dem eine unvernünftige Lebensweise oder eine Dauerbelastung ausgeglichen werden könnten. Zwar wird in vielen Büchern empfohlen, die Essenz zur Ausarbeitung eines Schocks längerfristig einzunehmen. Besser ist es jedoch, die Auswirkungen eines Schocks mit einer gezielt für die betroffene Person zusammengestellten Blütenmischung unter Zugabe von Star of Bethlehem und gegebenenfalls Rock Rose zu therapieren.

Die Anwendungsgebiete von Rescue sind vielfältig und sehr individuell. Meist werden sie nach stressbeladenen Situationen eingesetzt wie Streit, unangenehmen Überraschungen, Unfällen, Schock, akuten Schmerzen. Bei Katastrophen oder Unglücken ist es ratsam, nicht nur den direkt beteiligten Opfern, sondern auch den Zuschauern und Helfern Rescue zu geben, damit sie einerseits die Ruhe behalten und andererseits die schrecklichen Erlebnisse besser verarbeiten können. Dies gilt beispielsweise auch, wenn die Diagnose einer sehr schweren oder unheilbaren Krankheit verkündet wurde.

Notfalltropfen sind auch bei akuten Stresszuständen vor anspruchsvollen oder schwierigen Sachlagen angezeigt wie Prüfungen, Bewerbungsgespräche, Gehaltsforderungen. Hat man einen Arbeitsplatz, der phasenweise starken Stress mit sich bringt, kann Rescue eingenommen werden, wenn es besonders hart wird. In diesen Fällen sollte der Betroffene sich jedoch selbstkritisch mit der Frage auseinander setzen, ob er grundsätzlich für so einen Stressjob geeignet ist. Bei der Überlegung sollte er auch nicht vergessen, dass sich die persönliche Konstitution mit zunehmendem Alter oder auch mit wechselnden Lebensumständen ändert. Oft ist ein Wechsel des Arbeitsplatzes oder sogar des Berufs ein besserer Weg als die Einnahme von Notfalltropfen oder anderen Mitteln.

Die Rescue-Salbe wird in der Apotheke als fertiges Produkt verkauft oder frisch zubereitet. Man trägt sie dünn auf die schmerzenden Stellen auf. Sie eignet sich vorzüglich für äußere Verletzungen wie Prellungen, Stauchungen, Quetschungen, Beulen, Blutergüsse, Verbrennungen, kleinere Schnitte oder auch Insektenstiche und Hautausschläge.

Bewährte Kombinationsmittel

Die 38 Blütenessenzen, die Dr. Edward Bach fand, decken die archetypischen Charakterzüge des Menschen, also die Urformen, umfassend ab. Jeder stellt aber an sich selbst, seinen Familienmitgliedern, Freunden, Bekannten und Kollegen täglich aufs Neue fest, dass sich eine Persönlichkeit unendlich viel komplexer darstellt. Das liegt daran, dass bei jedem Menschen die Gemütszustände unterschiedlich stark ausgeprägt sind. Denn Erziehung, Umwelt und Erfahrungen, aber auch Temperament oder Erbanlagen hinterlassen im Laufe des Lebens ihre Spuren und führen zur Ausbildung von ganz individuellen Persönlichkeitsstrukturen.

Um der Komplexität der menschlichen Psyche, ihren Problemen und Beschränkungen gerecht zu werden, kombiniert man in der Bach-Blüten-Therapie fast immer mehrere Blüten. Und da bieten die 38 Essenzen fast unendlich viele Möglichkeiten, die Einzigartigkeit eines jeden zu erfassen und eine Mischung auf die individuellen Schwierigkeiten abzustimmen.

Trotzdem gibt es einige Blütenkombinationen, die sich bei häufig wiederkehrenden Problemen bewährt haben. Sie werden mit dem Hinweis und der Einschränkung aufgeführt, dass die Kombinationen nur dann erfolgreich wirken können, wenn die zu Grunde liegenden Ursachen für die Schwierigkeiten des Betroffenen charakteristisch sind. Dieser vielleicht etwas abstrakt wirkende Gedanke lässt sich am Beispiel der Prüfungsangst verdeutlichen: Ist die Ursache dafür mangelndes Selbstvertrauen, bekommt der Kandidat Larch, ist sie Konzentrationsmangel, bekommt er White Chestnut, liegt es daran, dass Freitag der dreizehnte ist, also Aberglaube als Basis, nimmt er Aspen. Dies sind nur drei von vielen Anlässen für dasselbe Phänomen, die Prüfungsangst.

Die Kombinationsmittel müssen also immer individuell geprüft und bei Bedarf anders abgestimmt werden. Sie werden genauso wie die anderen Blütenmischungen hergestellt, also jeweils drei Tropfen aus der stock bottle auf 30 ml Wasser. Zur Herstellung von Bach-Blüten allgemein siehe Seite 23.

Geburt
Elm: fördert Kraft zum Durchhalten
Hornbeam: fördert Kraft
Mimulus/Rock Rose: gegen Angst
Walnut: zur besseren Bewältigung der veränderten Lebenssituation
Vervain/Agrimony: zur Entspannung

Heimweh
Clematis: gegen Träumerei als Flucht vom neuen Ort
Honeysuckle: zur schnellen Orientierung
Walnut: fördert innere Festigkeit
Water Violet: gegen Kontaktprobleme
Willow: fördert die Akzeptanz des neuen Lebens

Konzentration
Clematis: gegen Träumerei
Olive: fördert Kraft zur Konzentration
Scleranthus: gegen innere Sprunghaftigkeit
White chestnut: fördert das Loslassen bestimmter Gedanken
Hornbeam: gibt geistige Frische

Prüfungsangst
Clematis: gegen geistige Abwesenheit
Elm/Hornbeam: fördert Energie
Gentian: gegen Aufgabe
Larch: fördert Selbstvertrauen
Mimulus: gegen Erwartungsangst
Rock Rose: gegen Panik
White Chestnut: fördert innere Lockerheit

Reisekrankheit
Rescue: gegen Aufregung
Scleranthus: fördert das Gleichgewicht

Schlafstörungen
Impatiens: gegen Nervosität
Aspen: gegen Albträume
Mustard: gegen Depression
Olive: gegen Erschöpfung
Vervain: gegen Anspannung
Willow: fördert innere Gelassenheit
White Chestnut: gegen kreisende Gedanken

Schmerzen
Agrimony: gegen Verkrampfung
Chicory: gegen Selbstmitleid
Elm: fördert das Durchhaltevermögen
Willow: fördert innere Ausgeglichenheit

Erster Schultag
Honeysuckle: gegen Heimweh
Mimulus: gegen Angst
Walnut: zur besseren Bewältigung der veränderten Lebenssituation

Unheilbare Krankheit/Sterben
Elm: fördert Mut
Gorse: fördert Hoffnung
Rock Rose: gegen Angstzustände
Walnut: zur besseren Bewältigung des Übergangs
Willow: fördert innere Gelassenheit

Wetterfühligkeit
Chestnut Bud: gegen regelmäßige Wiederholung des Zustands
Scleranthus: fördert das Gleichgewicht
White Chestnut: gegen Anspannung

Bach-Blüten für Babys und Kinder

Auch Kinder bezog Dr. Edward Bach in seine ganzheitliche Betrachtungsweise des Menschen mit ein, dessen Wohlbefinden er auf die Harmonie der drei Bereiche Körper, Seele und Geist zurückführte. Zwar ist die Persönlichkeit eines Menschen in der Kindheit noch nicht ausgereift, dennoch ist jedes Kind bereits ein eigenes Individuum, das auf ihm gemäße Weise durchs Leben gehen möchte. Die Phase der Kindheit ist eine Übergangszeit, in der die Persönlichkeit an der Summe der Erfahrungen reift und ihre Individualität zu einem ganz einzigartigen Charakter ausbildet.

In seiner Kindheit macht der Mensch für seine Zukunft wichtige und prägende Erfahrungen. Er durchläuft vom Säuglingsalter auf dem Weg zum Erwachsenwerden viele Stufen, auf denen er immer wieder Neues lernt und erfährt und verarbeiten muss, damit er zu einer erwachsenen Persönlichkeit heranreift. In dieser Zeit spielen die Eltern als wichtigster Bezugspunkt des Heranwachsenden eine besondere Rolle. Jedes Kind ist von Anfang an ein „Original" mit physischen und geistig-seelischen Veranlagungen. Wie diese Wesenszüge jedoch ausgeformt werden, daran haben die Eltern als Erziehende einen wesentlichen Anteil. Im Idealfall bedeutet Erziehung, dem Kind zu helfen und ihm zu ermöglichen, unbefangen und voller Selbstvertrauen durch sein Leben zu gehen. Es braucht Wärme und Zuneigung, Anregung und Belehrung sowie die Ermutigung, nach und nach immer unabhängiger zu werden, um die Anforderungen der Lebensstationen wie Kindergarten, Schule, Pubertät zu bestehen und schließlich als Erwachsener auf diesem Fundament aufbauend das Leben selbstständig zu meistern. Edward Bach schrieb dazu: „Die Aufgabe der Elternschaft ist es in erster Linie, einer Seele die Möglichkeit zu geben, im Interesse ihrer Weiterentwicklung in diese Welt einzutreten. (...) Die Eltern sollten immer im Sinne haben, dass das Kind eine individuelle Seele ist, um auf dieser Erde ihre eigenen Erfahrungen zu sammeln und auf eigene Weise Wissen zu erwerben nach den Geboten ihres Höheren Selbst, und ihr deshalb soviel wie möglich Freiheit lassen für ihre ungehinderte Entfaltung." Erziehung ist eine schwierige Aufgabe und erfahrungsgemäß können Eltern ihr nicht immer so gerecht werden, wie sie es gerne wollen, bzw. wie es objektiv wünschenswert wäre. Eltern sind schließlich auch nur Menschen. Es ist aber schon eine gute Ausgangsposition, wenn Eltern zugeben, dass es für sie gar nicht so leicht und nicht immer möglich ist, alles richtig zu machen.

Alle Eltern machen die Erfahrung, dass ihr Kind ab und zu aus dem Gleichgewicht gerät und an seelischen Störungen leidet, ohne dass sie dies jeweils voraussehen oder verhindern konnten. Viele dieser Schwierigkeiten sind entwicklungsbedingt und ganz natürlich. Sie sollten sich ehrlicherweise aber auch fragen, ob Ihr eigenes Verhalten Ursache oder Auslöser für die Probleme des Kindes sein kann. So sind beispielsweise zu hohe Anforderungen an die schulischen Leistungen eine große Belastung für jedes Kind, auf die es je nach seiner Persönlichkeit mit Versagensängsten, Indifferenz oder Aggressivität reagieren kann. Nicht zu unterschätzen ist in diesem Zusammenhang auch die unbewusste Prägung der Kinder durch ihre Eltern. Denn Kinder orientieren sich an Vorbildern, im Guten ebenso wie im Schlechten. Natürlich wird niemand sein Kind wissentlich zu einem ängstlichen Menschen erziehen, die Prägung der Kinder passiert normalerweise unbewusst.

Wenn die Eltern ständig Ängstlichkeit vermitteln, immer in Sorge sind, dass dem Kind etwas passieren könnte, übernehmen Kinde intuitiv diese Haltung. Umgekehrt übernehmen sie auch die positiven Impulse und können das Gefühl von Freude am Leben, Geborgenheit und die Fähigkeit zu liebevoller Bindung vermittelt bekommen. Hier liegt eine große Verantwortung und eine Chance für Sie als Eltern: Sie können mit Ihrem Verhalten und Ihrem Einfluss viel dazu beitragen, dass es Ihrem Kind gutgeht und es später einmal in der Lage ist, ein selbstbestimmtes und hoffentlich glückliches Leben zu führen.

Die praktische Anwendung von Bach-Blüten bei Babys und Kindern

Wann benötigt ein Kind Bach-Blüten? Dazu lässt sich grundsätzlich sagen, dass der Einsatz der Blütenessenzen bei Kindern immer dann sinnvoll ist, wenn sie aus dem seelischen Gleichgewicht geraten sind. Auffälliges Verhalten wie starke Aggressionen, häufige Ängstlichkeit oder unerklärliche Traurigkeit sind Anzeichen für einen solchen unharmonischen Zustand. In derartigen Fällen können Bach-Blüten wertvolle Hilfe leisten. Auch bei der Behandlung von Stottern, Bettnässen, Nägelkauen und ähnliche Störungen können Bach-Blüten hilfreich sein. Jedoch sollten psychische Störungen immer auch medizinisch und pädagogisch abgeklärt werden. Bewährt haben sich Bach-Blüten darüber hinaus in schwierigen Familiensituationen, wenn beispielsweise ein Elternteil ernsthaft erkrankt, die Eltern sich trennen oder sich die Familie durch ein Baby vergrößert. In Übergangsphasen wie Schulbeginn oder Umzug können Bach-Blüten die Umstellung erleichtern.

Schließlich können die blütenessenzen auch bei der Überwindung körperlicher Krankheiten gute Dienste leisten. Beachten Sie dabei, dass die Bach-Blüten-Therapie keine medizinische Behandlung ersetzt. Wenn ein Kind unter einer akuten Infektionskrankheit leidet, kann es keinen Zweifel daran geben, dass es ärztliche Hilfe benötigt. Da Krankheiten bei Kindern jedoch häufig mit ihrer seelischen Situation zusammenhängen, können die Bach-Blüten zur Genesung beitragen, indem sie die Wiederherstellung des inneren Gleichgewichtes fördern und so dazu beitragen, dass die Krankheit leichter und schneller überwunden werden kann. Erfahrungsgemäß reagieren Kinder meistens viel besser und unmittelbarer auf die Blütenessenzen als Erwachsene, weil sie noch stärker auf der Gefühlsebene leben und noch nicht so viele aufgestaute Frustrationen und verkrustete Gefühle mit sich tragen, die im Heilungsprozess als Sperren wirken. Kinder kennen solche inneren Hürden noch nicht. Sie sind frisch und unverbraucht und sprechen meistens sehr schnell auf die Bach-Blüten an. Vonseiten der Eltern taucht immer wieder die Frage auf, ob Kinder, da sie ja noch keine ausgereiften Persönlichkeiten sind, mit den Bach-Blüten manipuliert werden können.

Dies ist natürlich nicht der Fall, weil die Bach-Blüten nur da wirken werden, wo sie auch benötigt werden. Sie helfen dem Kind, mit seinen negativen Gemütszuständen besser zurechtzukommen und die positiven Kräfte zu stärken. Wenn eine Mutter ihrem Kind beispielsweise Blütenessenzen verabreicht in der Absicht, aus einem lebhaften Kind ein braves und stilles zu machen, kann dies nicht gelingen, wenn der wahre Charakter des Kindes lebhaft ist. Ebenso wenig begründet ist die Sorge, Bach-Blüten könnten für Kinder grundsätzlich zu stark sein. Da die Essenzen im feinstofflichen Bereich wirken, ist eine Überdosierung nicht möglich.

Die Auswahl der richtigen Blüten

Wie bei Erwachsenen ist auch bei Kindern die Kenntnis der charaktertypischen Stärken und Schwächen eine Voraussetzung, um die Bach-Blüten erfolgreich einzusetzen. Da kleine Kinder noch nicht in der Lage sind, ihre Gefühle angemessen auszudrücken und ihre eigene Persönlichkeit und den Grund ihres Unglücklichseins zu beschreiben, sind hier die Eltern gefragt. Wenn Sie Blütenessenzen für Ihr Kind aussuchen, sollten Sie immer von seiner Gesamtpersönlichkeit ausgehen. Achten Sie darauf, wie sich das Kind beim Spielen verhält. Kann es sich selbst über längere Zeit beschäftigen? Oder verliert es schnell das Interesse an dem jeweiligen Spiel und beginnt sich zu langweilen? Wird es wütend oder ärgerlich, wenn es ein Bild, das es malen will, nicht so hinbekommt, wie es sich das vorgestellt hat, oder macht es geduldig einen neuen Versuch? Tut es in der Regel, was Sie ihm sagen oder wehrt es sich häufig lautstark, sobald ihm etwas nicht passt? Ist es eher ein ruhiges und zurückhaltendes oder ein lautes, lebhaftes Kind? All diese Beobachtungen und ihre Deutung sind bedeutsam, denn kein Kind ist wie das andere, und es ist wichtig, die individuelle Persönlichkeit bei der Auswahl der Bach-Blüten zu berücksichtigen. Selbst Säuglinge zeigen schon deutlich unterschiedliche Charaktereigenschaten. Manche Babys sind ruhig und zufrieden, während andere unruhig und nervös reagieren und häufig schreien. Maßgebend für die Diagnose, auch bei einer Krankheit mit medizinisch offensichtlichen Symptomen, sind das

Temperament und die jeweilige Gefühlslage. Dr. Bach hat dazu in einem Vortrag über die Behandlung von Kindern ein plastisches Beispiel gegeben: „Wenn Tommy die Masern bekommt, so reagiert er vielleicht äußerst gereizt, während Sissy nur ruhig und schläfrig daliegt; Johnny wiederum möchte gehätschelt werden, der kleine Peter ist ängstlich und nervlich völlig aufgelöst, während Bobby in Ruhe gelassen werden möchte und so weiter.

Wenn aber eine Krankheit so verschiedene Wirkungen zeigt, dann genügt es offensichtlich nicht, allein die Symptome zu behandeln, vielmehr sollte man sich um Tommy, Sissy, Johnny und Peter beziehungsweise Bobby kümmern und jeden von ihnen individuell heilen – und dann heißt es: Masern ade!

Man kann jedoch gar nicht häufig genug betonen, dass nicht die Symptome der Masern selbst den Weg zur Heilung weisen, sondern die Reaktion des Kindes auf das entsprechende Krankheitsgeschehen. Und die vorherrschende Stimmung des Kindes lässt den sichersten Aufschluss darüber zu, was der spezielle kleine Patient tatsächlich braucht."

Am Verhalten des Kindes nach der Einnahme werden Sie recht bald feststellen, ob die Auswahl der Blütenessenzen richtig war. Stellt sich bei Ihrem Kind keine Reaktion ein, haben Sie vermutlich nicht die passenden Blüten gefunden. Oder das Kind ist nicht behandlungsbedürftig, weil sein Verhalten charaktertypisch ist, und es daher keine Bach-Blüten benötigt.

Die Auswahl ist für einige sehr offensichtliche Zustände oder für Notsituationen relativ einfach. Kinder verstecken ihre Gefühle nicht. Ihr Verhalten spiegelt meistens recht unmittelbar ihr Empfinden wider. Mehr Einfühlungsvermögen ist notwendig, wenn man sich den tieferen Ebenen der Seele des Kindes nähert. Für Eltern ist es oftmals schwierig, das Verhalten ihres Kindes eindeutig zu beurteilen, weil sie zu eng mit dem Kind verbunden sind. Der Kinderfragebogen im Anschluss an die Ausführungen über Babys und Kinder bietet Ihnen dabei eine Hilfestellung. Wenn Sie den Eindruck haben, dass die seelischen Probleme Ihres Kindes schwerwiegend sind, kann es nützlich sein, einen Therapeuten aufzusuchen, dem eine objektivere Sicht der Dinge möglich ist. Er kann auch in den Fällen helfen, wenn die Probleme des Kindes mit einer familiären Konfliktsituation zusammenhängen, die den Eltern den Blick für eine genaue Diagnose verstellt. Dann ist es eventuell sinnvoll, Kinder und Eltern gleichzeitig zu behandeln. Manchmal kann es sogar genügen, ausschließlich die Mutter oder den Vater zu behandeln, um dem Kind wieder ein normales Verhalten zu ermöglichen. Bei kleineren Kindern, bis etwa neun Jahren, kann es hilfreich sein, das Kind seine Blüten selbst auswählen zu lassen. Dazu lässt man das Kind aus einem vollständigen Satz der Blütenessenzen etwa ein bis vier stock bottles ziehen oder anhand der im Buchhandel erhältlichen Bach-Blüten-Karten aussuchen. Selbst wenn die Auswahl des Kindes nicht mit Ihrer eigenen Einschätzung übereinstimmt, sollten Sie auf seine Intuition vertrauen. Kinder spüren oft eine innere Beziehung zu der für sie wichtigen Blüte. Sie haben noch ein gutes Gefühl dafür, was ihnen gut tut, und die Trefferquote bei diesen auf Intuition beruhenden Methoden ist im Allgemeinen sehr hoch.

Verabreichung und Dosierung

Für die Zubereitung und Dosierung der Bach-Blüten-Essenzen bei Kindern gilt die gleiche Methode wie bei Erwachsenen. Sie können entweder aus einem vorbereiteten Einnahmefläschchen oder in akuten Fällen nach der Wasserglasmethode verabreicht werden (siehe dazu Seite 22 f.). In den meisten Fällen werden auch Kindern viermal vier Tropfen gleichmäßig über den Tag verteilt verabreicht. Es hat sich bewährt, die Tropfen direkt auf die Zunge zu geben, man kann die Essenzen aber auch auf einem Plastiklöffel anbieten (kein Metall, das zerstört die Schwingungen der Bach-Blüten) oder einem Glas Tee oder Fruchtsaft beimischen. Wenn das Kind zur Schule geht, kann eine Dosis dem Pausengetränk beigegeben werden. Bei Säuglingen, die noch gestillt werden, reicht es, wenn die Mutter die Bach-Blüten einnimmt. Das Baby profitiert davon über die Muttermilch. Man kann die Essenzen aber auch auf die Brustwarzen träufeln oder die Schläfen oder Handgelenke des Säuglings einreiben. Natürlich kann die Einnahmemenge nach Bedarf variiert und flexibel gehandhabt werden. Bei Kindern, die besonders stark auf die Blütenessenzen reagieren, reicht es, wenn Sie die übliche Dosierung auf zweimal vier Tropfen reduzieren. Dann sollten sie am besten morgens nach dem Aufwachen und abends vor dem Einschlafen gegeben werden. Genauso ist es möglich, die Dosis in Notsituationen zu erhöhen und die Tropfen stündlich oder sogar halbstündlich zu geben, so lange, bis eine deutliche Besserung des Befindens spürbar wird.

Die Dauer der Behandlung hängt von der Reaktion des Kindes ab. Sie kann Tage oder Wochen dauern. Der gebräuchlichste Einnahmezeitraum bei Kindern beträgt zwei Wochen. Danach sollten Sie eine Zwischenbilanz ziehen. Hat sich der Zustand des Kindes zufriedenstellend gebessert, können Sie die Behandlung abschließen. Wenn Sie eine weitere Gabe von Bach-Blüten für notwendig halten, sollten Sie zu diesem Zeitpunkt die Mischung überdenken und eventuell einer veränderten Gemütsverfassung anpassen, indem Sie einzelne Blüten weglassen oder andere hinzufügen.

Beachten Sie auch die Reaktionen Ihres Kindes. Besonders kleine Kinder haben ein intuitives Gespür dafür, ob sie die Bach-Blüten benötigen oder nicht.

Meistens nehmen sie die Tropfen gerne ein und erinnern die Eltern sogar daran, wenn es Zeit für die Einnahme ist. Es kann aber auch vorkommen, dass Kinder die Behandlung selbst beenden wollen und sich plötzlich wehren, die Bach-Blüten-Mischung einzunehmen. Sie sollten das ernst nehmen und in diesem Fall die Einnahme nicht erzwingen. Warten Sie dann ruhig die weitere Entwicklung Ihres Kindes ab.

Behandlung von häufigen Problemen bei Kindern

Schlafstörungen bei kleinen Kindern

Es gibt viele Gründe, weshalb Kinder nachts immer wieder aufwachen, schreien und die Aufmerksamkeit der Eltern fordern. Bei sehr kleinen Babys ist dieses Verhalten durchaus normal. Entwickelt sich die Schlafstörung zum Dauerzustand, ist es wichtig nach den Gründen für das Verhalten des Kindes zu fragen, um die passende Bach-Blüte für das Problem zu ermitteln.

Sehr oft ist Furcht die Ursache, wenn das Kind schlecht schlafen kann. Angst vor Dunkelheit oder dem Alleingelassenwerden (Mimulus) sind häufig, aber auch unbekannte Ängste, etwa vor nächtlichen Schatten, Schlangen unter dem Bett (Aspen) können bei fantasievollen Kindern zu Schlafproblemen führen. Bei Albträumen lindern Rock Rose und Aspen die panische Angst und tragen zur Beruhigung bei.

Andere Kinder sind aber auch einfach nur lebhaft und voller Energie. Sie wachen früh auf und sind am Abend nur schwer zur Ruhe zu bringen. Sie sitzen keine Minute still, sind sehr begeisterungsfähig und können, auch wenn sie schon müde sind, nur schwer ein Ende finden. Impatiens, eventuell in Verbindung mit Vervain, kann diesen Kindern helfen, zur Ruhe zu kommen.

Oft sind Schlafstörungen auch mit dem Wunsch des Kindes nach Aufmerksamkeit verbunden. Ist dieser Wunsch besonders stark ausgeprägt, kann das dazu führen, dass das Kind klammert und weinerlich reagiert, sobald die Eltern es zum Schlafen allein lassen wollen. Auch nachts machen diese Kinder durch Weinen und Jammern auf sich aufmerksam, sind aber schlagartig wieder zufrieden, sobald jemand an ihr Bettchen tritt.

Chicory hilft gegen diesen Zwang, die Eltern immer um sich haben zu wollen. Heather kann dem Kind außerdem helfen, das übermäßige Verlangen nach Aufmerksamkeit abzubauen.

Aus der Praxis

Ein elfjähriges Mädchen macht einen sehr ruhigen und zurückhaltenden Eindruck. Es leidet schon seit längerem unter Schlafproblemen, und zwar unter Einschlaf- und Durchschlafstörungen. Sie ist ein eher unsicherer Typ, der sich über viele Dinge, die passiert sind, Gedanken macht, und überlegt, was sie hätte anders machen können. Daher ist zunächst die Bach-Blüte White Chestnut die richtige, weil sie ihr hilft, nicht ständig denken zu müssen. Nach zwei Wochen sind die Schlafschwierigkeiten deutlich zurückgegangen. Durch Larch wird ihr Selbstvertrauen gestärkt.

Bettnässen

Gelegentliches Bettnässen kommt bei kleinen Kindern, die noch nicht lange sauber sind, immer wieder vor. Tritt es längere Zeit und häufiger auf, kann man davon ausgehen, dass seelische Ursachen wie Stress oder Angst zugrunde liegen. Es hat darum wenig Sinn, wenn Eltern das Kind in dieser Situation tadeln oder bestrafen, zumal der Bettnässer oft selbst ein Gefühl von Versagen, Schuld oder Peinlichkeit empfindet. Werten Sie häufiges Bettnässen als Hinweis darauf, dass es dem Kind seelisch nicht gut geht. Hier ist es erforderlich, nach den individuellen Ursachen zu fragen und auch die gesamte familiäre Situation in die Überlegungen mit einzubeziehen.

Grundsätzlich kann Crab Apple dem bettnässenden Kind helfen, mit dem Gefühl von Peinlichkeit und Ekel umzugehen. Weitere Blütenessenzen sollten nach dem individuellen Gemütszustand des Kindes ausgewählt werden. Aspen wäre beispielsweise für das Kind geeignet, das nachts unter Albträumen leidet, die im Schlaf zum Bettnässen führen. Auch hier kann Mimulus helfen, mit Ängsten besser umzugehen und sie zu überwinden. Agrimony ist für das Kind, das innerlich leidet, dabei aber so tut, als sei alles in Ordnung. Es könnte aber auch sein, dass das Kind ständig die volle Zuwendung der Eltern sucht und durch das Bettnässen die Aufmerksamkeit der Eltern auf sich ziehen will. In diesem Fall ist Chicory angezeigt. In akuten Fällen können mit Notfalltropfen gute Erfolge erzielt werden, da sie ganz allgemein entspannend und beruhigend auf die jeweilige Person wirken.

Aus der Praxis

Eine Mutter kommt mit ihrem Achtjährigen in die Naturheilpraxis, weil der Junge nachts hin und wieder noch ins Bett macht. Organisch ist er gesund, es liegt keine verschleppte Harnwegsinfektion vor. Das Kind macht einen sehr verträumten und verschlossenen Eindruck, wirkt recht unbeteiligt neben seiner Mutter und antwortet nur sehr einsilbig auf die ihm gestellten Fragen. Es bekommt zunächst eine Bach-Blüten-Mischung mit Clematis. Durch die Einnahme wird es offener und ansprechbarer, und bei der nächsten Konsultation fängt es auch an zu erzählen. Es stellt sich heraus, dass Angst die Ursache für das Bettnässen ist. Der Junge leidet nachts zeitweise unter Albträumen, traut sich dann nicht aufzustehen und macht aus diesem Grund ins Bett. Er bekommt die Bach-Blüte Aspen. Nach einiger Zeit nässt das Kind nachts nicht mehr ein.

Zahnen

Zwischen dem dritten und dem sechsten Monat beginnt für jedes Kind die Phase des Zahnens, die mit Problemen verbunden sein kann. Hat das Kind Schwierigkeiten mit dem Zahnen, kann Walnut behilflich sein. Diese Blütenessenz verbessert die Anpassungsfähigkeit an die neuen Gegebenheiten. Wenn das Zahnen für den Säugling mit Schmerzen verbunden ist, sind Crab Apple und Impatiens geeignete Bach-Blüten. Während Crab Apple eine positive Einstellung zu den Veränderungen des Körpers fördert, lindert Impatiens die Unruhe und Reizbarkeit, mit der viele Kinder auf den schmerzenden Vorgang des Zahnens reagieren. Wenn das Kind akut unter Schmerzen leidet, sind die Rescue-Notfalltropfen als allgemein beruhigendes Mittel von Nutzen.

Trotzphase

Wutanfälle gehören im Alter bis zu drei Jahren zu der ganz natürlichen Entwicklung des Kindes und bedürfen nicht unbedingt einer Behandlung. In dieser Phase entdeckt das Kind das eigene Ich und versucht, seine Grenzen auszutesten. Für die Eltern erfordert diese Phase viel Verständnis und Geduld, für die Kinder ist sie mit vielen Frustrationen verbunden. Bach-Blüten können den Kindern helfen, die in dem Verlangen, ihren neu entdeckten eigenen Willen durchzusetzen, oftmals über das Ziel hinausschießen.

Auch hier gilt es nach der Ursache zu fragen, die zu der Trotzreaktion führt. Viele Kinder sind in dieser Zeit sehr ungeduldig und gereizt, wenn sie beispielsweise erleben, dass ihnen etwas nicht auf Anhieb gelingt. Auch wenn sie von anderen nicht sofort bekommen, was sie wollen, reagieren sie wütend und lassen sich oftmals nur schwer wieder beruhigen (Impatiens). Anderen Kindern fällt es vor allem schwer, die eigenen

Unzulänglichkeiten zu tolerieren und zu begreifen, dass sie etwas noch nicht können. Sie können in Wut ausbrechen, wenn es ihnen beispielsweise nicht gelingt, ihren Schuh selbst zu binden oder eine Socke über den Fuß zu ziehen. Dann kann Beech für mehr Toleranz gegenüber den eigenen Schwächen sorgen. Besonders willensstarke und eigensinnige Kinder, die gerne den Ton angeben, werden vor allem deshalb wütend, weil sie ihren Willen nicht bekommen. Ihnen kann Vine helfen, die nötige Sensibilität gegenüber anderen zu entwickeln. Manchmal kann die Wut auch in bösartige Aggressivität umschlagen, die sich beispielsweise darin äußert, dass ein Kind mutwillig ein Spielzeug zerstört oder handgreiflich gegen Eltern oder Geschwister wird. Dann ist Holly ein geeignetes Mittel zur Überwindung der gegen andere gerichteten Aggressivität. Schlägt die Trotzreaktion des Öfteren in unkontrolliertes Toben, Brüllen, Beißen und Kratzen um, hilft Cherry Plum.

Aus der Praxis

Ein Kind, sechs Jahre alt, leidet in entwicklungsbedingten Abständen immer wieder unter typischen Trotzanfällen. Es schreit, trampelt, wirft sich auf den Boden und steigert sich so in seine Wut hinein, dass es nicht mehr in der Lage ist, sich selbstständig aus diesem Trotz zu befreien. Mithilfe der Bach-Blüte Cherry Plum lernt das Kind, seine Gefühle besser zu kontrollieren und so aus den Trotzphasen besser und schneller herauszukommen.

Sprachstörungen

Im Vorschulalter, wenn die Sprachentwicklung noch nicht abgeschlossen ist, kommt es bei vielen Kindern vorübergehend zu leichten Sprachstörungen. Sie äußern sich mit falscher oder schwer verständlicher Aussprache, Stammeln, Wortwiederholungen und Stottern. Für die Eltern ist dies in der Regel kein Anlass zur Besorgnis, denn in den meisten Fällen überwinden die Kinder solche Sprachunregelmäßigkeiten nach einiger Zeit ganz von selbst. Nur wenn dieser Zustand dauerhaft anhält, bedarf er der verstärkten Aufmerksamkeit und eventuell sogar der Behandlung durch einen Logopäden oder Sprachtherapeuten.

Meistens ist Übereifer die Ursache für fehlerhaftes Sprechen, denn die Kinder wollen sich mitteilen, sind aber noch nicht in der Lage Denken und Sprechen fehlerfrei zu koordinieren. Sie stolpern dann über ihre eigenen Wörter. Als Eltern helfen Sie Ihrem Kind, indem Sie geduldig zuhören und seine Sprachunregelmäßigkeiten übergehen. Das Problem entsteht oft erst dann, wenn ein Kind ständig verbessert und auf sein Sprachproblem aufmerksam gemacht wird. Daraus können sich Unsicherheit und Angst entwickeln. In dem Bemühen, „richtig" zu sprechen, verspannt sich das Kind und stammelt oder stottert nun erst recht.

Bach-Blüten können helfen, die seelischen Blockaden zu überwinden, die das fehlerhafte Sprechen begünstigen. Impatiens und Vervain sind dem Kind eine Hilfe, das mit seinen Gedanken schneller voranstürmt, als es sie artikulieren kann. Diese Bach-Blüten helfen dem Kind außerdem, sich beim Sprechen die notwendige Zeit zu nehmen und die innere Spannung zu lösen. Mimulus ist die geeignete Essenz, um die Nervosität, die mit dem Sprechen verbunden ist, zu mildern und mehr Gelassenheit zu entwickeln. Larch kann zusätzlich eine Hilfe sein, da Sprachstörungen häufig mit starker Verunsicherung und einem Mangel an Selbstvertrauen verbunden sind oder dadurch ausgelöst werden. Es unterstützt die Wiedergewinnung von Zuversicht. Weitere Ursachen für das Stottern können Zögerlichkeit und Unentschlossenheit sein. Scleranthus ist eine hilfreiche Essenz, wenn es dem Kind schwerfällt sich eindeutig zu entscheiden, was es sagen will, und dies dann auch zu artikulieren. Zusätzlich kann Chestnut Bud als Lernhilfe gegeben werden.

Aus der Praxis

Ein siebenjähriges Kind leidet zeitweise unter Sprachstörungen. Immer wenn es sehr aufgeregt ist, neigt es zum Stottern. Es leidet sehr darunter und fürchtet, von den Lehrern und Mitschülern ausgelacht zu werden. Da die Ursachen für das Stottern Nervosität und Angst sind, bekommt das Kind die Bach-Blüte Mimulus, die ihm hilft mehr Gelassenheit zu entwickeln. Das Stottern hört nach einiger Zeit auf, auch in der Schule.

Lernschwierigkeiten

Wenn Kinder mit schlechten Noten nach Hause kommen, sind vielfältige Ursachen möglich. Manche Kinder sind zu nervös und zappelig, um sich ausdauernd mit dem Lernstoff zu beschäftigen, anderen mangelt es an Durchhaltevermögen oder Motivation. Bevor Sie mit der Behandlung von Lernschwierigkeiten beginnen, sollten Sie sich ausführlich mit dem Kind und möglichst auch mit dem Lehrer unterhalten, damit Sie die konkrete Ursache für die schlechten Leistungen herausfinden. Keinesfalls sollten Sie Ihr Kind mit Vorwürfen bestrafen. Es benötigt im Gegenteil Ihre Geduld, Aufmunterung und liebende Unterstützung, damit es seine Schulprobleme überwinden kann. Auch sollten Sie sich selbstkritisch fragen, ob Sie Ihre Leistungsanforderungen nicht zu hoch ansetzen, auf diese Weise das Kind entmutigen und ihm die natürliche Lust am Lernen verleiden. Häufigste Ursache für schlechte Leistungen in der Schule sind Konzentrationsstörungen. So leiden beispielsweise nervöse und unruhige Kinder häufig unter einem Mangel an Konzentrationsfähigkeit. In einem solchen Fall ist Impatiens hilfreich. Diese Kinder verfügen über eine schnelle Auffassungsgabe, sind jedoch zu unruhig, um dem Unterricht konzentriert zu folgen und neigen zu Flüchtigkeitsfehlern, weil sie sich bei Lernaufgaben zu wenig Zeit lassen. Konzentrationsprobleme können auch daher rühren, dass das Kind verträumt ist, mit seinen Gedanken ständig woanders ist und aus dem Fenster schaut statt auf die Tafel. Clematis kann Kinder, die sich gerne in eine Fantasiewelt flüchten, unterstützen den Bezug zur Gegenwart zu finden. Bei manchen Kindern führt der Mangel an Konzentration dazu, dass sie nur sehr langsam lernen, Gelerntes nur mühsam behalten und bestimmte Fehler immer wieder machen. Chestnut Bud wirkt als Lernhilfe bei Kindern, die sich beim Lernen schwer tun.

Hat ein Kind Lernschwierigkeiten, kommen oft mangelndes Selbstvertrauen und Versagensängste hinzu. Ergänzend können daher folgende Blütenessenzen hilfreich sein: Larch gegen fehlendes Vertrauen in die eigenen Fähigkeiten, Gentian bei pessimistischer Grundhaltung und mangelnder Willenskraft und Mimulus gegen die Angst zu versagen.

Aus der Praxis

Ein elfjähriges Kind leidet laut Aussage der Eltern unter Konzentrationsstörungen. Das äußert sich zum Beispiel auch darin, dass es bei Diktaten sehr viele Flüchtigkeitsfehler macht. Im Gespräch erzählt das Kind, dass es sich in der Schule häufig langweilt und auch zu Hause keine Lust hat, zu üben oder Hausaufgaben zu machen. Viel mehr Spaß macht es ihm, sich Geschichten auszudenken oder einfach nur zu träumen. Es bekommt eine Bach-Blüten-Mischung mit Clematis, die ihm hilft, den Bezug zur Gegenwart zu finden und mit Chestnut Bud, damit es sich besser auf das Wesentliche konzentrieren kann.

Auffälliges Sozialverhalten

Auffälliges Verhalten ist der deutlichste Hinweis darauf, dass ein Kind in Schwierigkeiten ist. Es stört beispielsweise den Unterricht, wird im Umgang mit anderen Kindern aggressiv oder spielt den „Kasper". Für Eltern ist es oftmals schwierig, mit dieser Situation umzugehen. Machen Sie sich zunächst klar, dass Ihr Kind sich nicht so verhält, weil es Sie ärgern oder bloßstellen will, sondern weil es unter einer psychischen Blockade leidet, für die es Ursachen gibt. Fragen Sie sich auch selbstkritisch, inwieweit Sie vielleicht zum Verhalten des Kindes beitragen oder ob die Ursachen vor allem im Umfeld, etwa in der Schule zu suchen sind. Verhaltensauffälligkeiten sind häufig ein Symptom für mangelnde Anerkennung verbunden mit einem schwachen Selbstwertgefühl. Je nach Temperament reagieren Kinder unterschiedlich auf diese Situation. Einige versuchen sich die gewünschte Aufmerksamkeit zu sichern, indem sie beispielsweise durch ständiges Herumalbern die Reaktion der anderen herausfordern, andere machen durch aggressives Verhalten auf sich aufmerksam. Für den Klassenkasper, der seine Unsicherheiten überspielt, indem er versucht, andere zum Lachen zu bringen, ist Agrimony die geeignete Blütenessenz. Hingegen kann Holly Kindern helfen, die ein bösartiges oder hasserfülltes Verhalten an den Tag legen. Zusätzlich sind je nach Gemütslage des Kindes auch die folgenden Blütenessenzen geeignet: Heather kann verhaltensauffälligen Kindern helfen, das Bedürfnis nach ständiger Aufmerksamkeit in den

Griff zu bekommen. Impatiens und Vervain eignen sich als Blütenmittel gegen Ungeduld, Unruhe und Hektik, während Larch sinnvoll ist, um das Selbstvertrauen zu stärken. Scleranthus wirkt gegen den Mangel an innerer Sicherheit, Cerato hilft dem Kind, das Bestätigung und Ermunterung braucht.

Aus der Praxis

Eine Mutter kommt mit ihrer neunjährigen Tochter in die Naturheilpraxis und schildert folgendes Problem: Immer wenn sie das Haus verlassen will, um zur Arbeit zu gehen, bekommt ihre Tochter Angst und fängt an zu weinen. Das Mädchen selbst macht einen eher stillen Eindruck. Es gehört jedoch zu jenen Kindern, denen es gelingt durch Gestik und Mimik die Aufmerksamkeit anderer auf sich zu ziehen. Im Gespräch gibt es nur langsam zu, dass sie nicht so sehr aus Angst weint, sondern weil sie sich wünscht die Mutter möge zu Hause bleiben und nicht zur Arbeit gehen. Sie möchte, dass ihre Mutter bei ihr bleibt, sie möchte im Mittelpunkt stehen. Es soll sich alles um sie drehen, nicht um die Arbeit. Für dieses Kind ist Heather die richtige Bach-Blüte.

Lügen und Stehlen

Viele Eltern sind entsetzt und ratlos, wenn sich herausstellt, dass ihr Kind lügt oder stiehlt. Es ist wichtig, sich zunächst die Gründe für dieses Verhalten klar zu machen. Nicht immer ist böse Absicht im Spiel, wenn ein Kind Lügen erzählt oder sich am Eigentum anderer vergreift. Viele Kinder handeln so, um Aufmerksamkeit zu erregen, Komplexe zu kompensieren oder als Reaktion auf eine Umwelt, die sie als feindselig empfinden. Gerade unehrliche Kinder erfordern besonders viel Geduld und Liebe von den Erwachsenen. Es ist zunächst sinnvoll in einem möglichst ruhigen Gespräch herauszufinden, wo bei dem Kind die Gründe für sein Verhalten liegen. Bei Kindern, die Unwahrheiten sagen, handelt es sich oftmals um den fehlgeleiteten Versuch, Aufmerksamkeit zu erregen. Wenn sich das Kind mit seinem Verhalten vor allem die Liebe und Zuneigung anderer zu sichern hofft, könnte Chicory hilfreich sein. Heather ist für Kinder mit übertriebenem Geltungsbedürfnis. Sie erzählen Lügengeschichten, um im Mittelpunkt zu stehen und sich in den Augen anderer interessant zu machen. Hingegen ist Agrimony eine Hilfe für Kinder, die mit aller Macht versuchen, Konflikten auszuweichen. Lieber sagen sie die Unwahrheit, als einen Streit zu riskieren.

Etwas anders gelagert ist das Problem bei Kindern, die Centaury benötigen. Auch sie verbergen oft ihr Gefühlsleben und meiden Konflikte. Diese Kinder besitze nur eine schwache Persönlichkeit und sind auf die Anerkennung anderer angewiesen. Wenn sie unehrlich sind, so vor allem aus Angst vor Sympathieverlust oder Strafe. Hier kann auch Mimulus hilfreich sein. Schließlich kann es auch sein, dass ein Kind gar nichts Unrechtes darin erkennt, wenn es andere bestiehlt. Im Gegenteil: Es empfindet es als ungerecht, dass es selbst das, was es braucht, nicht hat, und sorgt durch Stehlen für den – aus seiner Sicht – gerechten Ausgleich. Willow ist für solche Kinder, die sich häufig ungerecht behandelt fühlen. Zeigt das Kind Gefühle von Hass und Aggression, ist möglicherweise auch Holly angezeigt. Ist das Lügen oder Stehlen zu einer zwanghaften Gewohnheit geworden, die die betroffenen Kinder weder erklären noch kontrollieren können, ist Cherry Plum die geeignete Bach-Blüten-Essenz für diese Kinder.

Aus der Praxis

Eine Mutter kommt mit Ihrem Kind im Alter von 13 Jahren in die Naturheilpraxis. Sie hat das Gefühl, dass ihr Sohn häufig lügt. Der Junge möchte allerdings nur unter vier Augen mit der Therapeutin reden. Es stellt sich heraus, dass die Mutter Recht hat. Der Junge begründet seine Lügen damit, dass seine interessanten – leider nicht ganz der Wahrheit entsprechenden – Geschichten ihm die Anerkennung seiner Freunde und die Aufmerksamkeit der Erwachsenen sichern. Er bekommt eine Mischung aus Heather und Chicory. Damit soll zum einen die Ichbezogenheit und zum anderen das Streben nach Aufmerksamkeit abgelegt werden. So gewinnt der Junge die zeitweilig verlorene innere Ausgeglichenheit zurück und sieht ein, dass er mit seinen Lügen nicht weiter kommt und damit auf Dauer auch keine Freunde gewinnen kann.

Kinder-Fragebogen

Dieser Fragebogen bietet Ihnen als Eltern eine Hilfestellung bei der Auswahl der passenden Bach-Blüten für Ihr Kind. Er enthält zu jeder der 38 Blütenessenzen jeweils zwei typische Beschreibungen von Verhaltensweisen. Hinter jeder Aussage ist jeweils die Nummer der Bachblüte angegeben, die für die Behandlung des zu Grunde liegenden Gemütszustandes passt. Lesen Sie am besten den Fragebogen der Reihe nach durch, und kreuzen Sie in den dafür vorgesehenen Kästchen „Ja" oder „Nein" an. Notieren Sie dann im zweiten Schritt die Nummern der Bach-Blüten zu allen Aussagen, die Sie als zutreffend empfinden (den Namen der jeweiligen Blüte finden Sie in der Liste auf Seite 38). Grundsätzlich können alle Blüten, die Sie auf diese Weise ermittelt haben, für Ihr Kind in Frage kommen. Beachten Sie jedoch, dass es sich zunächst nur um eine Vorauswahl handelt, die Sie noch einmal überprüfen sollten. Lesen Sie deshalb die ausführlichen Beschreibungen der einzelnen Blüten, um herauszufinden, welche dieser Essenzen Ihr Kind wirklich braucht. Gehen Sie bei dieser Entscheidung von den akuten negativen Gemütszuständen des Kindes aus und versuchen Sie, sich auf zwei bis höchstens sechs Blüten zu beschränken.

	Ja	**Nein**
Es fällt dem Kind schwer, Entscheidungen zu treffen. Es weiß oft nicht, was es tun soll, und fragt dann um Rat. (5)	❏	❏
Das Kind empfindet übertrieben viel Mitgefühl mit anderen. Hat ein ihm nahe stehender Mensch etwas Schlimmes erlebt, leidet und weint es mit, als wären es seine eigenen Nöte. (25)	❏	❏

	Ja	Nein
Das Kind ist von Natur aus sehr hektisch und lebhaft und macht sich oft mit wildem Toben und Kreischen Luft. (6)	❏	❏
Das Kind ist appetitlos, und sein Interesse ist für nichts zu wecken. Es wirkt melancholisch. (21)	❏	❏
Das Kind ist häufig sehr unzufrieden. Es nörgelt dann an allem herum und man kann ihm nichts recht machen. (3)	❏	❏
Die schulischen Leistungen des Kindes lassen zu wünschen übrig. Auch für praktische Dinge zeigt es wenig Begabung. Dafür hat es eine ausgeprägte Fantasie. (9)	❏	❏
Akute Probleme (schwere Krankheit, Ablehnung durch Schüler oder Lehrer) machen dem Kind zu schaffen. Es scheint jede Hoffnung auf eine Verbesserung seiner Situation aufgegeben zu haben. (13)	❏	❏
Menschen, Situationen oder Aufgaben werden dem Kind schnell langweilig, obwohl es zunächst Feuer und Flamme dafür ist. (36)	❏	❏
Das Kind fühlt sich oft ungerecht behandelt und zeigt dann Gefühle wie Eifersucht, Schadenfreude oder Rachsucht. (15)	❏	❏
In bestimmten Situationen reagiert das Kind übertrieben vorsichtig und ängstlich. (20)	❏	❏
Das Kind ist ruhig und still, wirkt ein wenig schüchtern und scheint nur wenig Wert auf Geselligkeit zu legen. Es kann sich gut mit sich allein beschäftigen und kapselt sich dabei ab. (34)	❏	❏

	Ja	Nein

Auf Klassenarbeiten und Prüfungen bereitet sich das Kind gut vor. Trotzdem hat es Angst zu versagen. Es kann vorkommen, dass es im entscheidenden Moment einen „Blackout" hat und sich dann an das Gelernte nicht erinnern kann. (11) ❏ ❏

Mangelnde Disziplin kennt das Kind nicht. Es ist besonders pflichtbewusst und zuverlässig und nimmt es mit seinen Aufgaben sehr genau. Erst nach getaner Arbeit hat es Spaß am Spiel. (27) ❏ ❏

Das Kind neigt dazu, sich mit vielen Dingen gleichzeitig zu beschäftigen, doch führt es nichts richtig zu Ende. (36) ❏ ❏

In der Schule kann sich das Kind nur schwer konzentrieren, weil es dazu neigt, in Gedanken vergangenen Ereignissen nachzuhängen. (16) ❏ ❏

Alle Aufgaben erledigt das Kind möglichst korrekt und genau. Dabei verzettelt es sich häufig in Kleinigkeiten, weil es das Wichtige nicht vom Unwichtigen trennen kann. (10) ❏ ❏

Häufig wirkt das Kind müde und antriebslos. Es kommt schon morgens schwer aus dem Bett und beginnt nachmittags nur ungern mit seinen Hausaufgaben. (17) ❏ ❏

Trotz Ermahnungen und Erklärungen macht das Kind immer wieder die gleichen Fehler, kommt beispielsweise regelmäßig zu spät oder verliert dauernd etwas. (7) ❏ ❏

Im Umgang mit anderen reagiert das Kind schüchtern. Es wirkt schnell verlegen und errötet leicht. (20) ❏ ❏

	Ja	Nein

Das Kind fühlt sich oft ungerecht behandelt und neigt
dazu, anderen die Schuld in die Schuhe zu schieben.
„Ich kann nichts dafür" ist eine typische Äußerung. (38) ❑ ❑

Das Kind ist häufig nervös und unruhig. Es macht alles
möglichst schnell und neigt dabei zu Flüchtigkeitsfehlern. (18) ❑ ❑

Auch zu Dingen, die ihm sonst großen Spaß machen,
kann sich das Kind in letzter Zeit aus Müdigkeit häufig
nicht aufraffen. (23) ❑ ❑

Wenn ihm etwas nicht gleich gelingt, verliert das Kind
schnell den Mut und gibt auf, häufig ohne es noch
einmal zu versuchen. Auch in der Schule zeigt es wenig
Willenskraft und Ausdauer. (12) ❑ ❑

In seiner Begeisterung ist das Kind oft kaum zu bremsen.
Es ist so voll von dem Erlebten, dass es ununterbrochen
davon erzählt und kein Ende finden kann. (31) ❑ ❑

Häufig ist das Kind ängstlich besorgt, dass es einem
Familienmitglied nicht gut gehen könnte. (25) ❑ ❑

Das Kind ist meistens sorglos und fröhlich und redet
nur ungern über seine Gefühle. Rückschläge nimmt es
auf die leichte Schulter. Wenn es sich das Knie aufschlägt
oder eine schlechte Note schreibt, nimmt es das tapfer
hin. (1) ❑ ❑

Es fällt dem Kind schwer, sich zwischen mehreren
Möglichkeiten zu entscheiden. Einmal getroffene
Entscheidungen werden oftmals hinterher revidiert. (28) ❑ ❑

	Ja	**Nein**
Das Kind erfüllt ehrgeizig, manchmal fast verbissen, seine Aufgaben und will keine Hilfe akzeptieren, selbst wenn es ihnen offensichtlich nicht gewachsen ist. (22)	❏	❏
Schon seit längerem leidet das Kind unter Kummer. Es hat keine Lust zu spielen, zieht sich zurück und schläft schlecht. (29)	❏	❏
Wenn es seinen Willen nicht bekommt, reagiert das Kind uneinsichtig und verbittert. Durch Schmollen und Grollen versucht es, sich doch noch durchzusetzen. (38)	❏	❏
Das Kind leidet leicht unter Heimweh. Es möchte sich darum nicht von den Eltern trennen und gewöhnt sich in einer fremden Umgebung nur langsam ein. (16)	❏	❏
Es fällt dem Kind schwer, Eindrücke angemessen zu verarbeiten. Immer wieder bewegen sich seine Gedanken im Kreis um bestimmter Themen, die es stets beschäftigen. (35)	❏	❏
In der Schule kommt das Kind gut mit, die gestellten Aufgaben fallen ihm in der Regel leicht. In letzter Zeit aber macht es einen überforderten und mutlosen Eindruck, als zweifle es an seinen Fähigkeiten. (11)	❏	❏
Es fällt dem Kind schwer, sich in eine neue Lebenssituation einzugewöhnen (Kindergarten, Schule, Trennung der Eltern, Umzug etc.). (33)	❏	❏
Das Kind ist ständig müde und erschöpft und benötigt ungewöhnlich viel Schlaf. (23)	❏	❏

	Ja	Nein
Das Kind steckt voller Lebenslust und Energie, ist ständig aktiv und kann sich sehr schnell für etwas begeistern. (31)	❏	❏
Auf fremde Menschen oder Situationen reagiert das Kind ängstlich und ablehnend, auch wenn es keinen Grund dafür nennen kann. (2)	❏	❏
Das Kind versucht immer, seinen Willen durchzusetzen, und will sich nichts sagen lassen. Auch von Tadel und Kritik lässt es sich nur wenig beeindrucken. (32)	❏	❏
Das Kind neigt zu unkontrollierten Wutausbrüchen. (6)	❏	❏
Schon seit längerem zeigt das Kind ein stark passives Verhalten. Es tut, was man ihm sagt und wehrt sich auch dann nicht, wenn es angegriffen oder ausgenutzt wird. (37)	❏	❏
Das Kind ist häufig sehr mitteilungsbedürftig und platzt förmlich, um von sich und seinen Taten zu erzählen. Dabei erzählt es viel Unwesentliches, bevor es zum Kern der Geschichte kommt. (14)	❏	❏
Bei der Erledigung seiner Aufgaben ist das Kind oft übertrieben gewissenhaft und selbstkritisch. Dennoch ist es mit den eigenen Leistungen nur selten zufrieden. (24)	❏	❏
Das Kind wirkt scheu und schüchtern und traut sich nur wenig zu. „Ich trau mich nicht" oder „Das kann ich nicht", kann man öfter von ihm hören. (19)	❏	❏
Auf der einen Seite ist das Kind sehr pflichtbewusst und verlässlich, auf der anderen Seite neigt es zu Starrsinn und Unnachgiebigkeit. (22)	❏	❏

	Ja	**Nein**
Häufig geht das Kind schon mit einer pessimistischen Erwartungshaltung an eine Sache heran. „Das kann ich sowieso nicht" oder „Das wird sowieso nicht klappen", sind typische Äußerungen. (12)	❏	❏
Auf neue Situationen oder unbekannte Menschen reagiert das Kind ängstlich und zurückhaltend. Es äußert öfter die Befürchtung sich zu blamieren. (19)	❏	❏
Auch bei geringen Anlässen kann das Kind sehr wütend und aggressiv werden, dabei schreien, um sich schlagen oder mit Gegenständen werfen. (15)	❏	❏
Das Kind ist besonders anhänglich und liebebedürftig. Es kann nur schlecht alleine bleiben oder alleine spielen und neigt zum „klammern". (8)	❏	❏
Wenn etwas schief geht, leidet das Kind häufig übertrieben oder unbegründet an Schuldgefühlen oder Gewissensbissen. (24)	❏	❏
Sie haben häufig das Gefühl, dass Ihr Kind sich von anderen ausnutzen lässt, weil es zu gutmütig ist und sich nicht durchsetzen kann. (4)	❏	❏
Das Kind kann schlecht alleine bleiben. Aber in Gesellschaft dreht es so richtig auf. Es drängt sich gerne in den Vordergrund, mischt sich auch in die Gespräche anderer (besonders der Erwachsenen) ein und reißt das Wort an sich. (14)	❏	❏
Das Kind ist von Natur aus sehr gutmütig. Es kann nur schwer „nein" sagen und weicht Konflikten aus. (4)	❏	❏

	Ja	Nein
Manchmal gerät das Kind in Panik, es zittert, schreit oder klammert sich schutzsuchend an die Eltern. (26)	❏	❏
Das Kind scheint an nichts richtig Freude zu empfinden. Es ist still und in sich gekehrt und lässt sich nur selten motivieren. (13)	❏	❏
Bei Ihrem Kind muss immer alles möglichst schnell gehen. Es reagiert sonst ungeduldig und gereizt und kann auch schon einmal einen Wutanfall bekommen. (18)	❏	❏
Das Kind hat etwas erlebt, das es sehr schockiert und das es immer noch nicht verkraftet hat. (29)	❏	❏
In Gesellschaft albert das Kind oft herum und bringt andere mit seinen Clownereien zum Lachen. (1)	❏	❏
Das Kind möchte immer seinen Willen durchsetzen. Gelingt das nicht, reagiert es beleidigt oder bricht in Weinen aus, um doch noch zu bekommen, was es möchte. (8)	❏	❏
Das Kind hat Schlafprobleme, es fürchtet sich vor dem Dunkeln, schläft oft unruhig und neigt zu Alpträumen. (2)	❏	❏
In der Schule hat das Kind Konzentrationsprobleme, weil es zu viele andere Eindrücke im Kopf hat, die sich immer wieder in den Vordergrund drängen. (35)	❏	❏
Das Kind leidet häufig unter plötzlichen Stimmungsschwankungen, ist launisch und innerlich ausgeglichen. (28)	❏	❏
Das Kind wirkt oft unsicher und unselbstständig, weil es seinem eigenen Urteil nicht traut. (5)	❏	❏

	Ja	**Nein**
In Gruppen hat das Kind ein selbstsicheres und bestimmtes Auftreten. Es übernimmt gerne die Führungsposition und bestimmt, „wo es lang geht". (32)	❑	❑
Unordnung ist für Ihr Kind ein Fremdwort. Es hat im Gegenteil ein ausgeprägtes Ordnungs- und Sauberkeitsbedürfnis. Es räumt sein Zimmer klaglos auf und legt Wert auf saubere Kleidung. (10)	❑	❑
Das Kind wirkt unglücklich und in sich gekehrt. Will man ihm helfen oder es trösten, wehrt es ab und sagt vielleicht: „Du kannst mir sowieso nicht helfen." (30)	❑	❑
Anderen gegenüber zeigt sich das Kind öfter intolerant, indem es sich zum Beispiel beklagt, dass andere „doof" seien und sich dann weigert mit ihnen zu spielen (3)	❑	❑
Die kühle Distanziertheit des Kindes wirkt auf andere manchmal arrogant und hochmütig. (34)	❑	❑
Das Kind findet sich nur schwer in einer neuen Umgebung zurecht. Es reagiert empfindlich und verunsichert und lässt sich leicht von anderen beeinflussen. (33)	❑	❑
Ohne besonderen Grund wirkt das Kind oft sehr ernst, bekümmert und traurig. (21)	❑	❑

Bach-Blüten für Haustiere

Die Bach-Blüten-Therapie ist nicht nur bei Menschen wirksam, sondern gleichermaßen für Tiere eine bewährte Heilmethode. Auch sie sind Wesen mit eigenständigem Gefühlsleben und individuellem Charakter, und wie bei Menschen ist auch bei Tieren das Wohlbefinden von der inneren Harmonie abhängig. Die Voraussetzung für die seelische und körperliche Gesundheit eines Tieres ist immer dann gegeben, wenn es Umstände vorfindet, in denen es seiner Art gemäß leben kann. Ein Hund braucht den Auslauf so sehr für sein Wohlbefinden wie ein Hamster einen genügend großen Käfig. Wenn ein Tier nicht seinem Wesen entsprechend leben kann, wird es krank. Ein Vogel, der immer im Käfig sitzen muss und nie fliegen darf, lässt irgendwann im wahrsten Sinne des Wortes die Flügel hängen. Andersherum ausgedrückt bedeutet das auch, dass Tiere, die artgerecht gehalten werden, seltener erkranken.

Leider ist es eine Tatsache, dass viele Verhaltensstörungen und Krankheiten bei Tieren durch Fehler in der Pflege, Ernährung und Haltung verursacht werden. – Dies gilt besonders für Pferde, die als Lauf- und Herdentiere in den meisten Ställen 22 Stunden am Tag allein in einer Box stehen müssen und schon aus lauter Langeweile Untugenden und Verhaltensauffälligkeiten wie Weben und Koppen (pendelnde Bewegung von Kopf und Hals sowie Luft schlucken) entwickeln. – Wenn Ihnen das Verhalten Ihres Haustieres behandlungsbedürftig erscheint, ist es daher wichtig, seine Lebensbedingungen unter die Lupe zu nehmen. Denn die beste Therapie kann nicht helfen, wenn die Ursache der Krankheit bestehen bleibt. Bevor Sie mit der Bach-Blüten-Therapie beginnen, sollten Sie sich daher selbstkritisch fragen, ob die Haltungsbedingungen den Bedürfnissen Ihres Haustieres entsprechen. Bach-Blüten können zwar Gemütszustände ins Gleichgewicht bringen, nicht jedoch die naturgemäßen Bedürfnisse des Tieres unterdrücken. Ein depressiver Hund, der in einem dunklen Zwinger gehalten wird, kann auch mit der passenden Bach-Blüte nicht zu einem lebhaften, vertrauensvollen Vierbeiner werden. Über die artgerechte Haltung der Tiere, ihre Fütterung, Pflege und Gewohnheiten informieren die entsprechenden Tierzuchtverbände sowie zahlreiche Fachbücher. Auch der Tierarzt oder Tierheilpraktiker wird Sie gern beraten.

Neben der Lebenssituation ist noch ein weiterer Faktor von entscheidender Bedeutung für die Verhaltensweisen des Tieres, der sich mehr auf der unbewussten Ebene abspielt: Der alte Spruch „wie der Herr, so's Geschär" deutet schon an, dass Haustiere und ihre Besitzer sich oft in Verhaltensweisen und Charaktereigenschaften ähneln. Gerade bei den größeren Haustieren mit „Familienanschluss", wie Hund, Katze oder Pferd, kommt dieser Aspekt schon bei der Entscheidung zum Kauf eines bestimmten Tieres zum Tragen. So kaufen sich agile Menschen selten träge Hunde wie Bernhardiner, sondern eher quirlige Rassen wie z. B. Beagles. Diese charakterliche Beziehung zwischen Tierhalter und Tier verstärkt sich noch, weil Tiere sehr sensitiv auf ihre Umgebung mit allen ihren Einflüssen reagieren und auch die Gedanken und Emotionen des Menschen wahrnehmen. Bei aggressiven Hunden ist es vielfach so, dass sich auch die Besitzer aggressiv verhalten. Natürlich können auch andere Eigenschaften, seien es Freundlichkeit, Angst oder Trägheit, vom Menschen an das Tier weitergegeben werden. Bis zu einem gewissen Grad spiegelt das Tier das Verhalten des Tierhalters wider, nimmt ihm häufig sogar gewisse seelische Probleme ab, die es stellvertretend auslebt. Denn selbst unbewusste und unterdrückte Gefühle werden vom Tier wahrgenommen und zum Ausdruck gebracht. Dies sollte man sich spätestens dann bewusst machen, wenn das Tier unter Krankheiten oder Verhaltensauffälligkeiten leidet.

Zusammenfassend kann man also sagen, dass der Gesundheitszustand von Haustieren von der artgerechten Haltung und der auf der unbewussten Ebene stattfindenden Wechselwirkung zwischen Mensch und Tier abhängt. Für beides ist vor allem der Mensch aufgrund seines Bewusstseins und seines freien Willens zuständig. Das heißt auch: Ein Tierhalter, der es versteht, auf die eigentlichen Bedürfnisse seines Tieres einzugehen und ihm einen artgerechten Lebensrahmen zu schaffen, kann seinem Tier viel Leid und Krankheit ersparen.

Die praktische Anwendung der Bach-Blüten bei Tieren

Für viele Krankheiten und Verhaltensauffälligkeiten bei Tieren ist die Bach-Blüten-Therapie eine sinnvolle Behandlungsmöglichkeit, um die innere Harmonie wieder herzustellen. Ähnlich wie Kinder reagieren Tiere ganz unmittelbar auf die ausgleichenden Energie der Blütenessenzen, sofern sie nicht durch Fehler in der Haltung ausgelöst wurden. Bei akuten Erkrankungen sollten Sie in der Regel auch Ihren Tierarzt oder Tierheilpraktiker hinzuziehen, insbesondere bei schwerwiegenden äußeren Verletzungen oder wenn die Erkrankung mit hohem Fieber oder starken Schmerzen einhergeht. Denn mit Bach-Blüten lassen sich körperliche Symptome nicht im Sinne eines Medikaments behandeln. Sie wirken harmonisierend auf die Psyche des Tieres und können bei akuten Krankheiten als Ergänzungstherapie eingesetzt werden, um den Heilungsprozess zu unterstützen und zu beschleunigen. Gute Erfolge lassen sich mit der Bach-Blüten-Therapie im Bereich der Verhaltensstörungen erzielen. Dabei muss grundsätzlich vorab geklärt werden, ob und inwieweit das Verhalten des Tieres tatsächlich ungewöhnlich ist oder ob es sich seiner Art gemäß verhält. Beachten Sie bitte auch, dass sich grundlegende Wesensänderungen des Haustieres mit Bach-Blüten nicht herbeiführen lassen. Wie beim Menschen werden auch bei Tieren durch die Essenzen nur die Veränderungen angestoßen, die der positiven Weiterentwicklung dienen. Bach-Blüten sind kein Instrument, mit dem ein Tier manipuliert oder pflegeleicht gemacht werden kann. Es wäre also beispielsweise nicht möglich einem Hund, der durch sein Gekläffe die Nachbarn stört, durch Bach-Blüten dahingehend zu beeinflussen, dass er nicht mehr bellt. Schließlich lassen sich Bach-Blüten auch präventiv einsetzen, immer dann, wenn eine Situation bevorsteht, die für das Tier eine besondere Belastung darstellt, beispielsweise ein bevorstehender Umzug, ein Aufenthalt in der Hundepension oder ein Besuch beim Tierarzt.

Die Auswahl der richtigen Blüten

Wie bei Menschen muss eine Therapie mit Bach-Blüten-Essenzen auf die Wesensmerkmale des zu behandelnden Tieres abgestimmt werden, damit sie ihre spezifische Wirksamkeit entfalten können. Das setzt voraus, dass Sie sich über die Charaktereigenschaften, Verhaltensweisen und Symptome des Tieres Klarheit verschaffen. Dabei unterstützt Sie die Checkliste auf Seite 219. Tiere haben neben artspezifischen Verhaltensweisen auch einen individuellen Charakter. Beobachten Sie das Verhalten des Tieres genau: Ist es ruhig oder eher lebhaft, reagiert es ängstlich oder aggressiv? Wenn Sie sich etwas Zeit nehmen und mit dem Tier beschäftigen, können Sie leicht die geeigneten Blüten für die Gemütslage des Tieres herausfinden. Denn nicht die körperlichen Symptome sind wichtig für die Bach-Blüten-Therapie.

Auch bei einer akuten Erkrankung sind ausschließlich die Gemütszustände ausschlaggebend. Ein sensibles, ängstliches Tier benötigt eine andere Blütenkombination als ein lebhaftes, eher robustes Tier, auch wenn beide an derselben Krankheit leiden. Manchmal fällt die Entscheidung schwer, weil mehrere Blüten passend erscheinen. Sie können in so einem Fall mehrere Blüten mischen, die Mischung sollte aber nicht zu viele verschiedene Essenzen enthalten. Edward Bach empfahl, nicht mehr als sechs Essenzen gleichzeitig zu verabreichen. Im Zweifelsfall sollten Sie bei der Zusammenstellung der Mischung für das Tier auch Ihre eigene Gemütsverfassung berücksichtigen, weil Tiere häufig die Verhaltensmuster ihrer Besitzer widerspiegeln. Sind die Bach-Blüten richtig gewählt, so werden Sie meistens recht schnell eine Veränderung des Verhaltens feststellen. War die Blütenmischung nicht passend, so zeigt sie keine Wirkung, schadet dem Tier aber auch nicht. Sollten die Blütenessenzen nach zwei Wochen noch keine Besserung des Gemütszustandes bewirken, sollten Sie Ihre Wahl noch einmal überprüfen und die Mischung gegebenenfalls ändern. Sie sollten aber auch unbedingt selbstkritisch überprüfen, inwieweit Sie als Besitzer durch Ihr Verhalten die Probleme des Tieres beeinflussen.

Bei Hunden oder Katzen können Sie außerdem auch versuchen, das Tier seine Bach-Blüten selbst auswählen zu lassen. Obwohl wissenschaftlich nicht erklärbar, werden auf diesem intuitiven Weg oft erstaunliche Resultate erzielt. Denn Tiere haben ein besonders gutes Gespür dafür, welche Blüte ihnen gut tut. Sie benötigen dazu ein vollständiges Set aller 38 Bach-Blüten-Essenzen, das Sie dem Tier zum Spielen hinlegen.

(Vorsicht, dass die Fläschchen nicht zerbissen werden.) Beobachten Sie dann, ob sich das Tier mit einer oder mehreren Flaschen auffällig intensiv beschäftigt und vergleichen Sie danach das Ergebnis mit den von Ihnen ausgewählten Blüten.

Der Vollständigkeit halber sei noch darauf hingewiesen, dass sehr feinfühlige Menschen die Blüten für ihr Haustier auch durch spontanes Greifen aussuchen können, indem sie mit der einen Hand ihr Haustier berühren und mit der anderen spontan und ohne hinzusehen die Bach-Blüten aus einem vollständigen Satz greifen.

Verabreichung und Dosierung

Die ausgewählte Mischung können Sie nach der Anleitung in diesem Buch (Seite 22 f.) zusammenstellen oder in der Apotheke mischen lassen. Die Dosis beträgt in der Regel wie beim Menschen, vier mal vier Tropfen täglich, kann jedoch bei besonders kleinen oder besonders großen Tieren reduziert beziehungsweise erhöht werden. Für Mäuse oder Hamster ist sicherlich die halbe Standarddosis ausreichend. Pferde oder Kühe brauchen dagegen die zwei- bis dreifache Menge. Auch die Häufigkeit der Verabreichung kann variiert werden. Als Faustregel gilt: Je akuter die Situation, desto häufiger die Einnahme. In besonders ernsten Fällen, beispielsweise nach einem Unfall, können Sie Ihrem Tier die Notfalltropfen bis zu viermal stündlich geben.

Für die Verabreichung ist es am einfachsten und sinnvollsten, wenn Sie die Tropfen ins Futter oder Trinkwasser geben. Achten Sie dann darauf, dass das Tier auch frisst oder trinkt, denn für den Erfolg der Behandlung ist die regelmäßige Einnahme ausschlaggebend. Sie können die Tropfen auch auf einen Leckerbissen träufeln, den Sie zur richtigen Zeit geben. Natürlich können Sie die Bach-Blüten auch mit einer Pipette verabreichen, aber den meisten Tieren bereitet das Unbehagen, und sie wehren sich dagegen. Deshalb sollte man diese Methode nur anwenden, wenn das Tier sich weigert oder nicht mehr in der Lage ist zu fressen.

Für die Dauer der Behandlung lassen sich keine Regeln formulieren, sie richtet sich nach dem Zustand des Patienten. Erfahrungsgemäß wirken die Bach-Blüten in akuten Fällen sehr rasch, innerhalb von Tagen, manchmal schon nach Stunden. Bei chronischen Erkrankungen oder tiefsitzenden Verhaltensstörungen kann es hingegen länger dauern, bis eine dauerhafte Besserung eintritt. Mindestens drei Wochen sollte die Behandlung in so einem Fall dauern, es können aber auch Monate daraus werden. Im Verlauf der Therapie treten manchmal Symptomveränderungen auf, die eine andere Blütenmischung erfordern, um zu einer vollständigen Harmonisierung zu führen. Deshalb muss jede Reaktion des Tieres während der Therapie beachtet werden.

Die Behandlung von häufigen Problemen bei Tieren

Es ist völlig natürlich, dass Tiere je nach Art auf bestimmte Situationen mit Angst reagieren. Meistens finden sie jedoch recht schnell zu ihrem gewohnten Verhalten zurück.

Ängste

Bei anhaltender Ängstlichkeit oder Panikzuständen jedoch kann eine Bach-Blüten-Therapie dem Tier wirkungsvoll helfen. Für sehr sensible Tiere, die über ein allgemein ängstliches Naturell verfügen, eignet sich Aspen. Diese Bach-Blüte stärkt die Fähigkeit, ängstigende Eindrücke besser zu verarbeiten und zu überwinden. Leidet das Tier an einer allgemeinen Ängstlichkeit, die dazu führt, dass es sich willensschwach und unterordnend verhält, können Sie Aspen mit der Blütenessenz Centaury ideal ergänzen. Zeigt ein Tier hingegen in ganz bestimmten Situationen wiederkehrend Angst, beispielsweise vor genau zu bezeichnenden Gegenständen, Tieren oder Menschen, ist Mimulus die geeignete Blütenessenz.

Sind die Angstgefühle besonders groß und schlagen in Panik- oder Schockzustände um, wäre Rock Rose zu erwägen. Diese Bach-Blüte wirkt ebenso wie Cherry Plum als Anti-Panik-Mittel, wenn das Tier außer sich vor Angst gerät. Diese beiden Mittel gehören auch zu den Bestandteilen von Rescue Remedy. Deshalb ist in akuten Fällen von Panik oder Schock als Erste-Hilfe-Maßnahme auch die Gabe von Notfalltropfen sinnvoll, die auf breiter Basis beruhigend wirken.

Aus der Praxis

Eine Hundebesitzerin ist besorgt um ihre zwölf Jahre alte Colliehündin, die offensichtlich ein sehr ängstliches Naturell hat. Sie reagiert mit großer Angst beispielsweise auf Gewitter und laute Geräusche und hält sich auch bei ihren Artgenossen auffällig zurück. Außerdem berichtet die Besitzerin, dass die Hündin während des Gassi-Gehens aus unerfindlichen Gründen plötzlich umdreht und mit eingezogenem Schwanz schnell nach Hause zurück möchte. Sie muss auch immer zum Gassi-Gehen animiert werden, da sie sich von alleine nicht meldet und meistens träge in der Ecke liegt. Ansonsten ist sie eine sehr freundliche Hündin. Sie duldet es, von Fremden gestreichelt zu werden, kann aber auch gut darauf verzichten.

Die Bach-Blüten-Mischung, die die Colliehündin bekommt, enthält zum einen Mimulus und Aspen als Mittel gegen ihre übergroße Ängstlichkeit. Zusätzlich erhält sie Cerato zur Stärkung ihres Selbstvertrauens und Mustard zur Stabilisierung der Stimmung. Schon wenige Tage nach Beginn der Behandlung beginnt sich das Verhalten der Hündin zu ändern. Sie nimmt mehr am Familienleben teil und fordert von selbst zum Gassi-Gehen auf. Sie reagiert auch nicht mehr so schreckhaft auf laute Geräusche, und nur bei ganz starken Gewittern zieht sie es noch vor, zu Hause zu bleiben.

Apathie und Trägheit

Es gibt viele verschiedene Gründe, weshalb ein Tier träge und antriebslos wird. Häufig tritt dieses Phänomen dann auf, wenn ein Tier längere Zeit nicht seinen Ansprüchen gemäß leben kann. Bevor eine Behandlung mit Bach-Blüten begonnen wird, sollte ein Tierhalter daher selbst-kritisch prüfen, ob die Ursache für die Apathie des Tieres in den Hal-tungsbedingungen liegt und sich eventuell auf andere Weise beheben lässt.

Das Basismittel für eine allgemeine Interesselosigkeit am Leben ist Clematis. Es unterstützt Tiere, die passiv wirken viel schlafen und ins-gesamt einen gelangweilten Eindruck machen, als ob sie nicht ganz wach wären. Clematis kann ihnen helfen, ihre Vitalität und Lebendig-keit wieder zu finden. Es macht sie interessiert und zugänglich. Horn-beam ist die passende Blüte für Tiere, deren Lebensunlust auf einseitige oder unpassende Lebensweise zurückzuführen ist. Wild Rose wiederum eignet sich für das Tier, bei dem die Apathie so weit fortgeschritten ist, dass es keinen Lebenswillen mehr zu haben scheint. Diese Bach-Blüte hilft ihm, wieder Lebensmut und Lebensfreude zu entwickeln. Tritt die Apathie plötzlich oder vorübergehend auf, ist sie sehr oft ein Hinweis auf einen körperlichen oder seelischen Erschöpfungszustand, der durch ein Schockerlebnis oder eine schwere Krankheit hervorgerufen wurde. Die Ursache eines solchen Schocks ist häufig in der Veränderung der Lebensumstände des Tieres zu suchen, sei es ein Besitzerwechsel, ein Umzug oder der Tod des Artgenossen. Olive gibt dem überanstrengten Tier die Energie und die Kraft, die es benötigt, um wieder vollständig zu gesunden und sich zu erholen. Ist die Apathie bei einem Tier Aus-druck einer tiefen Hoffnungslosigkeit und Resignation, ist Gorse hilf-reich, weil diese Blütenessenz es dem Tier ermöglicht, seinen Lebens-willen wieder zu aktivieren. Honeysuckle kann dem Tier darüber hin-aus helfen, über die Vergangenheit hinwegzukommen und sich der Gegenwart zuzuwenden. Zusätzlich kann Star of Bethlehem allen Tie-ren helfen, bei denen zu vermuten steht, dass sie an den Auswirkungen eines Schocks oder stark belastenden Erlebnissen leiden. Diese Bach-Blüte hilft, das Erlebnis zu verkraften und das innere Gleichgewicht wiederzufinden.

Aus der Praxis

Eine Frau kommt mit einem siebenjährigen Foxterrier in die Natur-heilpraxis. Sie erzählt, dass der Hund seit dem Tod ihres Ehemannes vor einigen Wochen völlig apathisch ist. Er will nicht fressen und macht einen ganz und gar unglücklichen Eindruck. Die meiste Zeit sitzt oder liegt er vor dem Bett seines verstorbenen Herrchens. Er erhält die Bach-Blüten-Essenzen Honeysuckle und Star of Bethlehem zur Überwindung der Trauer. Zusätzlich bekommt er Gentian, was ihm hilft seine pessimistische Grundhaltung zu überwinden und wieder zuversichtlich zu werden. Das Tier reagiert überraschend schnell und positiv auf die Behandlung. Schon nach einigen Tagen nimmt der Hund wieder mehr am Leben teil, lässt sich auch wieder zum Spielen animieren und liegt nur noch selten vor Herrchens leerem Bett.

Aggressivität

Bis zu einem gewissen Grad ist Aggressivität in jedem Lebewesen verankert, als angeborener Schutzmechanismus gegen Gefahren von außen. Reagiert ein Haustier immer wieder unvermittelt, auch ohne offensichtlichen Anlass, bösartig gegen Menschen und Artgenossen, liegt jedoch eine Verhaltensstörung vor. Diese Situation kann zu einer schweren Belastung für den Besitzer werden, besonders wenn es sich um ein großes Tier handelt, dessen Angriff für Mensch und Tier gefährlich werden kann. Nur selten ist eine ausgeprägte Bösartigkeit bei einem Tier angeboren, meistens handelt es sich um Aggressionen, die sich durch schlechte Erfahrungen im Umgang mit Menschen entwickelt haben. Vielleicht entspricht es dem Naturell des Tierhalters, leicht gereizt und aggressiv zu reagieren, und er müsste bei sich selbst etwas dagegen unternehmen. Falsch ist der Ansatz, dem Tier mit Gewalt zu begegnen, hier helfen vor allem Konsequenz, Geduld und Zuwendung, wiederum unterstützt von einer individuellen Bach-Blüten-Kombination.

Holly ist das Heilmittel gegen Bösartigkeit, Wut und Aggression. Es kann die negativen Emotionen abbauen helfen. Neigt das Tier zu unkontrollierten Ausbrüchen von Aggressivität oder Jähzorn, ähnlich den menschlichen Wutanfällen, kann die Blütenessenz Cherry Plum den inneren Überdruck abbauen und zu mehr Gelassenheit führen. Nicht zu unterschätzen ist der Anteil von Angst bei aggressiven Tieren:

Sie greifen an, aus Furcht selber angegriffen zu werden. Mimulus kann in solchen Fällen wichtige Impulse geben, weil sie gegen die der Aggressivität zu Grunde liegende Verängstigung und Nervosität angeht. Weitere hilfreiche Blütenessenzen können je nach dem individuellen Temperament des Tieres ausgewählt werden: Beech ist geeignet, wenn der Aggressivität eine große Intoleranz zu Grunde liegt. Das Tier gewinnt dadurch mehr Aufgeschlossenheit gegenüber den anderen. Bei Tieren, die grundsätzlich ungeduldig und nervös reagieren, hat sich Impatiens als ergänzende Bach-Blüte bewährt. Sie kann Spannungen ausgleichen helfen und zur inneren Harmonisierung beitragen. Ein sehr dominantes Tier, das seinen Besitzer dazu zwingen möchte, sich ausschließlich nach ihm zu richten, braucht Vine.

Aus der Praxis

Ein Schäferhundrüde, fünf Jahre alt, musste wegen eines Knorpelschadens am Knie operiert werden und danach längere Zeit an der Leine gehen. Der Tierhalter berichtet, dass der Hund seitdem auffallend aggressiv auf andere Hunde, besonders auf andere Rüden reagiert. Sein Verhalten auf dem Hundeplatz sei aber nach wie vor normal. Er erhält zunächst eine Bach-Blüten-Mischung mit Holly gegen die aggressiven Tendenzen und Vine gegen Machtgelüste gegenüber anderen Rüden.

Diese Mischung bringt aber zunächst keine wesentliche Besserung des Problems. Um die Bach-Blüten zu ermitteln, die besser zu dem aggressiven Verhalten des Schäferhundes passen, findet ein weiteres ausführliches Gespräch mit dem Tierhalter statt.

Es stellt sich heraus, dass der Rüde immer im Mittelpunkt stehen möchte. Er ist sehr verschmust, macht häufig auf sich aufmerksam und möchte dann gestreichelt werden. Offensichtlich sind Intoleranz und ein übergroßes Bedürfnis nach Zuwendung die Hauptursache für sein aggressives Verhalten. Er erhält daraufhin eine neue Blütenmischung mit den Essenzen Beech, was die Anpassungsfähigkeit erhöht, und Heather, um den Drang nach Zuneigung in natürliche Bahnen zu lenken. Danach tritt in der Regel eine eindeutige Besserung der Aggressivität ein. Der Hund kann wieder unbesorgt ohne Leine Gassi gehen.

Nervöses Verhalten

Ein nervöses Tier steht unter einer inneren Anspannung, die nach außen wirkt. Es wirkt immer getrieben und unzufrieden. Darunter leidet es selbst am meisten, aber auch für den Halter ist die Situation unangenehm. Die Gründe für Nervosität sind vielfältig. Häufig ist eine nicht artgerechte Haltung auslösende Ursache. Die innere Unruhe kann auch eine Reaktion auf schlechte Erfahrungen in der Jugendzeit sein oder ist möglicherweise als erbliche Anlage im Temperament des Tieres verankert. Die Behandlung mit individuell gewählten Bach-Blüten kann dem Tier helfen, zu seiner normalen Ausgeglichenheit zurückzufinden. Die wichtigste Blütenessenz gegen Nervosität, Reizbarkeit und Verspannung ist Impatiens. Die Essenz hilft, die innere Hektik und Unruhe abzubauen und wirkt ausgleichend. Zusätzlich eignet sich Vervain, das gegen die Verspannung und Erregung angeht. Weitere Bach-Blüten-Mittel können je nach Ursache und Temperament des Tieres eingesetzt werden. Aspen und Mimulus sind angezeigt, wenn der Unruhe des Tieres Ängste zu Grunde liegen. Sie mildern Ängste und Überempfindlichkeit und wirken wohltuend auf das Selbstvertrauen. White Chestnut kann helfen, wenn die Nervosität zwanghaft in bestimmten Situationen auftritt. Neigt das Tier zu unkontrolliertem Verhalten mit Tendenz zu aggressiven Ausbrüchen, ist Cherry Plum eine passende Blütenessenz. Schließlich kann auch Unentschiedenheit ursächlich für die Unruhe verantwortlich sein. Scleranthus ist für solche Tiere, die launisch und unausgeglichen wirken, weil sie sich nur schwer entscheiden können. Die Blütenessenz fördert die Entscheidungskraft und trägt zur inneren Ausgeglichenheit bei.

Aus der Praxis

Ein Wallach, der seit einer Woche bei seinen neuen Besitzern ist, fällt durch sein nervöses, fast panisches Verhalten auf. Er wirkt misstrauisch und unzugänglich und hat offenbar in der Vergangenheit schlechte Erfahrungen gemacht. Die neuen Besitzer beobachten, dass er zurückweicht, wenn sich jemand mit der Hand nähert. In der Box ist er sehr unruhig und tritt – besonders beim Fressen – gegen die Wände und Türen. Außerdem leidet der Wallach unter Verspannungen im Rücken.

Offenbar ist Angst die Ursache für sein unausgeglichenes Verhalten. Er erhält daher die Bach-Blüten Mimulus und Aspen als Mittel gegen die Angst und Rescue, um die schlechten Erfahrungen zu verarbeiten und das innere Gleichgewicht wieder zu finden. Zusätzlich enthält die Mischung Holly gegen Aggressivität und Scleranthus gegen launisches Verhalten. Schon zwei Tage nach der ersten Einnahme der Blütenmischung kommt die positive Resonanz. Die Besitzer erzählen, der Wallach habe aufgehört, gegen die Boxenwände zu treten, und wirke zugänglicher und ruhiger. Die Einnahme wird noch für einige Zeit fortgesetzt, um die neue Gemütsverfassung stabil zu festigen.

Unsauberkeit

Bei Hunden und Katzen ist die plötzliche Stubenunsauberkeit eine häufige Verhaltensstörung. In der Regel ist davon auszugehen, dass die Tiere einen inneren Konflikt auf diese Weise zum Ausdruck bringen. Man spricht in diesem Zusammenhang daher auch von „Protestpinkeln". Auslösend für das Fehlverhalten sind häufig Veränderungen in der Umgebung des Tieres. Das können beispielsweise ein neues Möbelstück, ein Standortwechsel der Katzentoilette oder ein neues Familienmitglied sein. Möglicherweise fühlt sich das Tier auch einsam oder vernachlässigt. Im Erkennen der Ursache und in deren Beseitigung liegt häufig schon die Lösung des Problems. Eine Bach-Blüten-Therapie kann auch in den Fällen unterstützend wirken, in denen sich die auslösende Ursache nicht ohne weiteres beseitigen lässt.

Sind geänderte Haltungsbedingungen ursächlich für Unsauberkeit zu erkennen, kann Beech die passende Blütenessenz sein. Sie mildert die Intoleranz des Tieres, das Veränderungen nicht akzeptieren will, und hilft ihm, die ablehnende Haltung abzubauen und sich an die neuen Gegebenheiten anzupassen. Heather ist für Tiere, die mit ihrer Verhaltensweise auf sich aufmerksam machen möchten. Sie fühlen sich sehr schnell vernachlässigt und haben gelernt, dass ihnen auf diese Weise Aufmerksamkeit zuteil wird. Auch Chicory lenkt ein übergroßes Bedürfnis nach Zuwendung und Beachtung in seine natürlichen Bahnen. Es kann schließlich auch nicht ausgeschlossen werden, dass es einem Tier nicht rechtzeitig gelingt, sich für einen Ausgang bemerkbar zu machen oder die Katzentoilette aufzusuchen. Alterssenilität, Schwächezustände bei Krankheiten oder starke Apathie können die Ursache sein. Einen Versuch wert ist hier die Behandlung mit Clematis.

Aus der Praxis
Ein junger Mann kommt mit seiner zweijährigen Perserkatze in die Naturheilpraxis. Er erzählt, dass die Katze seit ihrer Sterilisation vor einem Jahr immer öfter ihre Katzentoilette verschmäht und stattdessen auf die Ledercouch und seit einiger Zeit auch ins Bett uriniert. Die Katze ist nach seinen Angaben sehr verschmust und verspielt und beansprucht viel Aufmerksamkeit. Er nennt sie eine „kleine Primadonna". Sie wird im Haus gehalten, hat aber einen großen Drang nach draußen und wird an einer Leine auch in den Garten gelassen.

Die Katze bekommt eine Bach-Blüten-Mischung mit Beech und Chicory. Zusätzlich enthält die Mischung White Chestnut gegen die Zwanghaftigkeit des Verhaltens und Hornbeam zur Stärkung der Lebensfreude. Nach Gabe dieser Blütenmischung tritt das Problem nicht wieder auf.

Selbstzerstörerisches Verhalten

Diese schwere Verhaltensstörung ist gar nicht so selten. Bekannte selbstverstümmelnde Handlungen sind beispielsweise das Federrupfen bei Vögeln und das Wundlecken oder Fellbeißen bei Hunden und Katzen. Meist rührt es ursächlich von einer organischen Ursache her. Juckreiz, eine unerkannte Allergie oder eine schmerzende Wunde können das Verhalten auslösen, das leider sehr rasch zu einem regelrechten Zwang und einer psychisch verankerten Verhaltensstörung werden kann. Einsamkeit, Drang nach Aufmerksamkeit oder geänderte Haltungsbedingungen können für die selbstverstümmelnden Handlungen verantwortlich sein. In jedem Fall ist eine tierärztliche Untersuchung und eine Überprüfung der Haltungsbedingungen die wirksamste Erste-Hilfe-Maßnahme. Eine Behandlung mit Bach-Blüten kann darauf aufbauend die seelische Gesundung fördern und dem Tier helfen, wieder zu normalem Verhalten zurückzufinden. Mustard hilft, weil selbstzerstörerisches Verhalten häufig mit einem Zustand von tiefer Traurigkeit einhergeht. Es wirkt allgemein belebend und stabilisierend. In dieser Hinsicht kann auch Gentian nützlich sein. Es kann eine pessimistische und misstrauische Grundhaltung gut überwinden helfen. Beech ist bei Tieren angezeigt, die eine Veränderung in ihrer Umgebung nicht tolerieren können und durch ihr Verhalten darauf aufmerksam machen wollen. Will ein Tier hingegen vor allem Aufmerksamkeit und Beachtung erringen, selbst um den Preis der Selbstverstümmelung, ist Heather ein wertvolles Blütenmittel. Zusätzlich kann Crab Apple in all den Fällen zur Reinigung eingesetzt werden, in denen das Verhalten des Tieres mit einer organischen Ursache in Zusammenhang steht, beispielsweise eine Allergie oder Parasitenbefall.

Aus der Praxis

Eine Frau ist besorgt um ihren Papagei, der sich seit mehreren Jahren die Federn rupft. Er ist an vielen Stellen schon ganz kahl und macht einen verstörten Eindruck. Im Gespräch stellt sich heraus, dass sich das Verhalten des Vogels immer dann auffällig bessert, wenn sie nicht zur Arbeit geht und den ganzen Tag zu Hause bleibt. Dann beginnen die Federn nachzuwachsen. Sobald sie aber wieder arbeiten geht, tritt auch das Problem wieder auf und der Vogel fängt wieder an, sich kahlzurupfen. Der Papagei bekommt eine Bach-Blüten-Mischung mit Crab Apple, Mustard und Gentian. Die Besitzerin kann außerdem davon überzeugt werden, einen Artgenossen für den Vogel zu kaufen, weil ein Papagei in der Natur in Schwärmen lebt und sehr leidet, wenn er allein gehalten wird. Nach einigen Wochen kommt die positive Resonanz. Die Besitzerin erzählt, der Vogel habe mit dem Rupfen aufgehört und sei insgesamt zutraulicher geworden.

Alter und Tod

Bach-Blüten können auch eingesetzt werden, damit alte Tiere einen gesunden und friedlichen Lebensabend erleben. Ebenso wie Menschen neigen auch Tiere im Alter zu Wehwehchen, die ihre Gemütsverfassung beeinträchtigen. Bach-Blüten können zwar den Alterungsprozess nicht aufhalten, aber zu innerer Ausgeglichenheit beitragen, die das Tier die Altersbeschwerden leichter ertragen lässt.

Gegen die häufig im Alter auftretende Interesselosigkeit am Leben hilft Honeysuckle. Diese Bach-Blüte weckt die Lebensgeister und verhilft zu mehr Wachheit und Lebendigkeit. Zusätzlich kann Gentian helfen, Ihrem Tier mehr Zuversicht und Selbstvertrauen zu geben.

Wenn Sie den Eindruck haben, dass das Tier körperlich erschöpft und kraftlos ist, kann Olive dem alternden Körper neue Kräfte zuführen und revitalisierend wirken. Auch Wild Rose ist eine unterstützende Bach-Blüte für Tiere, die apathisch und resigniert wirken. Sie ist die geeignete Blütenessenz, um Organismus und Lebenswillen zu stärken.

Tiere, die im Alter unleidlich und missmutig werden, profitieren von Willow, weil diese Blütenessenz ihnen hilft, die angenommene „Opferhaltung" aufzugeben und wieder eine optimistische Einstellung zum Leben zu finden. Ist das Tier sterbenskrank, können Sie ihm mit Bach-Blüten-Essenzen helfen, in Ruhe zu sterben. In einer solchen Situation empfiehlt sich eine Mischung aus den Bach-Blüten Walnut, Gorse und Rescue. Walnut gibt dem Tier die Kraft, mit der Veränderung seines Zustands leichter fertig zu werden. Gorse hilft gegen Hoffnungslosigkeit und Resignation und kann oft noch dazu beitragen, ein Umschwenken in Richtung Genesung zu bewirken. Ist der Tod nicht mehr aufzuhalten, ermöglicht Gorse ein sanftes Sterben. Notfalltropfen wirken zusätzlich harmonisierend, nehmen Angst und Schmerzen und erleichtern so den Abschied. Auch wenn es für Sie schmerzlich ist, Ihrem Tier helfen Sie in den letzten Stunden mit Ihrer Anwesenheit. Mit sanftem Streicheln und gutem Zureden erleichtern Sie dem sterbenden Tier den Weg in den Tod. Auch Ihnen selbst helfen die Notfalltropfen in dieser Situation, wenn Sie sehr aufgewühlt und traurig sind.

Krankheiten

Wenn ein Tier krank wird oder schon ist, ist es für einen medizinischen Laien nicht immer leicht, die Schwere der Krankheit zu erkennen. Viele Krankheiten und Wehwehchen können ausschließlich mit Bach-Blüten angegangen, andere müssen jedoch unbedingt vom Tierarzt oder Tierheilpraktiker behandelt werden, wie beispielsweise akute Infektionen, größere Wunden und Knochenbrüche. Die letzte Entscheidung sollten Sie im Zweifelsfall dem Tierarzt oder Tierheilpraktiker überlassen. Für Sie als Tierhalter besteht natürlich immer die Möglichkeit, Ihr krankes Tier je nach Schwere der Krankheit ausschließlich oder begleitend zu einer medizinischen Behandlung mit Bach-Blüten zu behandeln.

Schnelle Hilfe in allen akuten Situationen bieten die Notfalltropfen, weil Krankheiten für ein Tier extreme Belastungssituationen sind. Das Mittel mildert, als Tropfen eingenommen, den akuten Schockzustand und die Aufregung, lässt sich aber ebenso direkt oder mit Umschlägen auf Wunden auftragen. Es hilft, den Schmerz zu lindern, und fördert die Heilung. Hat das Tier sein Bewusstsein verloren, können Sie Rescue auf die Lippen träufeln. In der Praxis hat sich gezeigt, dass die sofortige Anwendung der Notfalltropfen in akuten Situationen häufig wahre Wunder vollbringen, die Auswirkungen der Krankheit mildern und die Heilung und Genesung der kranken Tiere wesentlich beschleunigen kann. Sie sind dennoch kein Ersatz für medizinische Hilfe. Im Zweifelsfall sollten Sie immer einen Arzt zu Rate ziehen. Bis Sie ihn aufsuchen, kann die sofortige Behandlung mit Notfalltropfen helfen, die körperlichen und psychischen Auswirkungen der Situation zu mildern. Der Einsatzbereich der Notfalltropfen bei Krankheiten ist sehr groß, sie können beispielsweise bei folgenden Indikationen helfen:

- nach Unfällen und Verletzungen
- bei Verbrennungen
- gegen Insektenstiche
- bei akuten Allergien
- bei Entzündungen und Infektionen
- bei Vergiftungen

Weiterhin sind die Notfalltropfen bereits vorbeugend wirksam, wenn sich der Beginn einer Krankheit andeutet. Häufig kann der Körper dann seine Selbstheilungskräfte aktivieren und die Krankheit abwehren. Neben den Notfalltropfen hat sich in vielen Fällen die Verabreichung von Crab Apple bewährt. Diese Blütenessenz ist eine hilfreiche Substanz bei allen Erkrankungen, weil sie reinigt und den Organismus befähigt, Widerstandskräfte zu entwickeln. Sie eignet sich besonders für die Behandlung bei parasitenbefall, aber auch bei Infektionen, Haut- bzw. Fellproblemen, Allergien Juckreiz oder Vergiftungen. Häufig wird Crab Apple zusammen mit den Notfalltropfen gegeben. Diese Blütenessenz ist oft auch Bestandteil der Notfallcreme. Bei allen äußerlichen Krankheitssymptomen von Verstauchungen bis zu Schnittwunden ist die Anwendung der Notfallcreme einen Versuch wert. In vielen Fällen setzt sie eine unerwartet schnelle Heilung in Gang. Andere Essenzen sind in ihrer Wirkung abhängig vom Temperament und der Stimmung des einzelnen Tieres. Entscheidend für die Wahl der Blüten sind die individuellen Verhaltensweisen des Tieres während seiner Krankheit. Seien Sie aufmerksam und versuchen Sie herauszufinden, was es gerade braucht. Reagiert das Tier aggressiv auf seine Krankheit, etwa weil es von Juckreiz geplagt ist, kann Holly hilfreich sein; gegen Reizbarkeit hilft Impatiens. Bei Nörgeligkeit und Wehleidigkeit wäre die Gabe von Willow angezeigt, bei Apathie und Schläfrigkeit Wild Rose.

Aus der Praxis

Eine Frau kommt mit einer zwei Jahre alten Katze in die Naturheilpraxis. Das Tier ist von einem Auto angefahren worden. Es atmet schwach, steht offensichtlich unter einem schweren Schock und hat mehrere Knochenbrüche erlitten. Es erhält zunächst zweimal eine Dosis Notfalltropfen im Abstand von einer Viertelstunde. Daraufhin verbessert sich der Zustand so weit, dass es kräftig genug ist, um für eine weitere Behandlung betäubt zu werden. Zur Unterstützung des Genesungsprozesses erhält es in den folgenden Wochen zwei weitere Bach-Blüten-Essenzen: Hornbeam dient zur Überwindung des Erschöpfungszustandes und hilft der Katze, die notwendigen Kräfte zu regenerieren. Oak ist als weiteres Mittel zur Entspannung und inneren Ausgeglichenheit angezeigt, denn für eine bewegungshungrige Katze ist das Tragen des ungewohnten Gipsverbandes, der sie an ihrem gewohnten Lebensrhythmus hindert, eine schwer zu verkraftende Einschränkung. Drei Wochen später ist die Katze wieder vollständig genesen.

Checkliste der Verhaltenssymptome

Die folgende Checkliste kann Ihnen helfen, sich einen Überblick über Verhaltensweisen und Charaktereigenschaften Ihres Haustieres zu verschaffen, die Sie mit Bach-Blüten behandeln könnten. Sie dient gleichzeitig als Orientierungshilfe bei der Suche nach der passenden Bach-Blüte. Jedem Symptom sind meist mehrere Bach-Blüten zugeordnet, die Abhilfe schaffen können. Um die für Ihr Haustier individuell zutreffenden Blütenessenzen auszuwählen, lesen Sie bitte die ausführlichen Blütenporträts ab Seite 55 und entscheiden Sie dann, welche Bach-Blüten zu den Charaktereigenschaften und Verhaltensweisen Ihres Tieres passen.

aggressiv: Beech, Cherry Plum, Holly, Impatiens, Vervain

angespannt: Impatiens, Mimulus, Rock Water, Star of Bethlehem

ängstlich: Aspen, Cerato, Centaury, Mimulus, Star of Bethlehem

anhänglich: Chicory, Heather

antriebslos: Gorse, Hornbeam, Olive

apathisch: Clematis, Gorse, Honeysuckle, Hornbeam, Olive, Wild Rose

appetitlos: Gorse, Mustard, Olive, Sweet Chestnut, Wild Oat, Wild Rose

aufdringlich: Chicory, Heather, Vervain

aufsässig: Vine, Willow

beeinflussbar: Cerato, Centaury, Larch

beleidigt: Willow

berührungsempfindlich: Water Violet

besitzergreifend: Chicory

bissig: Cherry Plum, Holly, Vine

bösartig: Beech, Cherry Plum, Holly, Impatiens

depressiv: Elm, Gorse, Mustard, Wild Rose

desinteressiert: Clematis, Honeysuckle, Mustard, Olive, Sweet Chestnut, Wild Rose

dickköpfig: Beech, Vervain

dominant: Vine

egoistisch: Chicory, Heather, Vine
eifersüchtig: Holly
einasm: Water Violet
empfindlich: Aspen, Pine, Walnut
erschöpft: Elm, Gorse, Hornbeam, Oak, Olive
feige: Larch
feindselig: Holly, Willow
frech: Heather, Vervain, Vine
geistesabwesend: Clematis
gelangweilt: Wild Rose
gleichgültig: Clematis, Mustard, Olive, Sweet Chestnut, Wild Rose
impulsiv: Impatiens, Vervain
intolerant: Beech
introvertiert: Water Violet
jähzornig: Cherry Plum, Holly, Impatiens
konfliktscheu: Agrimony, Centaury, Larch
kontaktscheu: Water Violet
lärmempfindlich: Beech
launisch: Scleranthus
lernunwillig: Chestnut Bud, Vine
lustlos: Elm, Gorse, Mustard
misstrauisch: Cerato, Gentian, Holly, Willow
motivationslos: Elm, Honeysuckle, Honeysuckle, Hornbeam, Wild Rose
müde: Elm, Hornbeam, Oak, Olive
mutlos: Cerato, Larch, Mimulus
nachgiebig: Cerato, Centaury, Larch
nachtragend: Chicory, Willow
nervös: Aspen, Impatiens, Mimulus, Star of Bethlehem
nörgelig: Willow
passiv: Centaury, Clematis, Gorse, Mustard, Wld Rose
rücksichtslos: Chicory, Heather, Vine
schue: Mimulus, Cerato, Larch
schreckhaft: Aspen, Mimulus, Rock Rose
selbstzerstörerisch: Beech, Gentian, Heather, Mustard

stur: Beech, Vine
teilnahmslos: Clematis, Mustard, Olive, Wild Rose
träge: Clematis, Hornbeam, Mustard, Wild Rose
traurig: Gorse, Honeysuckle, Hornbeam, Star of Bethlehem,
Sweet Chestnut, Wild Rose
überaktiv: Impatiens, Vervain
überfordert: Elm, Oak, Hornbeam
übersensibel: Gentian, Walnut
unentschlossen: Scleranthus, Wild Oat
unflexibel: Honeysuckle, Walnut, Rock Water
unfolgsam: Heather, Scleranthus, Vine
unkonzentriert: Chestnut Bud, Clematis, Scleranthus,
White Chestnut
unruhig: Agrimony, Impatiens, Rock Rose, Vervain, White Chestnut
unsicher: Cerato, Centaury, Gentian, Larch, Scleranthus
unterwürfig: Centaury
wehleidig: Chicory, Willow
widerspenstig: Vervain, Vine
wütend: Cherry Plum, Holly
zurückhaltend: Clematis, Gentian, Larch, Mimulus

Bach-Blüten für Pflanzen

Genau wie Menschen und Tiere können auch Pflanzen von den heilenden Energien der Bach-Blüten profitieren. Dieser Gedanke mag zunächst ungewöhnlich erscheinen. Die Vorstellung fällt leichter, wenn man sich bewusst macht, dass auch Pflanzen Lebewesen sind und über ein eigenes Energiefeld und damit über Schwingungen verfügen, die auf Blütenessenzen ansprechen können (siehe das Kapitel „Wie wirken Bach-Blüten?" Seite 15).

Zahlreiche erfolgreiche Anwendungen haben bereits die positive Wirkung der Bach-Blüten auf Pflanzen belegt. Wie bei Menschen oder Tieren können die Essenzen auch bei Pflanzen auf der feinstofflichen Ebene zu einer Wiederherstellung des natürlichen Gleichgewichts beitragen.

Die Auswahl der passenden Blütenessenz mag zunächst schwierig erscheinen. Aber sicher ist Ihnen auch schon aufgefallen, dass Pflanzen im Laufe ihrer Entwicklung aus dem „seelischen" Gleichgewicht geraten können: Sie lassen vielleicht traurig die Blätter hängen, kümmern nach dem Umtopfen kraftlos vor sich hin oder leiden an Schädlingsbefall. Je genauer Sie Ihre Pflanze beobachten und ihre Hilferufe unterscheiden lernen, desto leichter können Sie die Diagnose stellen.

Es ist gar nicht so schwer, die Befindlichkeit einer Pflanze im Sinne der Bach-Blüten emotional zu deuten. Eine kleine zarte Pflanze, die sich nur schüchtern und zurückhaltend entwickelt, könnte beispielsweise Mimulus gebrauchen. Wirkt eine Pflanze ermattet oder erschöpft, sollte man an Olive, Hornbeam oder Wild Rose denken. Olive hilft, die Erschöpfung zu überwinden, Hornbeam gibt zusätzliche Kraft für das Wachstum und Wild Rose gibt müden, resigniert wirkenden Pflanzen wieder Lebenskraft. Für Pflanzen, die den Eindruck machen, dass sie sich selbst aufgegeben haben und kurz vor dem Absterben stehen, gibt Gorse wichtige Impulse und Kraft zur Überwindung der Krise.

Abgesehen von anderen geeigneten Maßnahmen sind die Notfall-tropfen stets ein nützlicher Bestandteil der Blütenmischung, wenn eine Pflanze kränkelt. Denn häufig ist ein Schockerlebnis die Ursache für den schlechten Zustand einer Pflanze. Als Erste-Hilfe-Maßnahme kann sich ein Versuch mit Notfalltropfen beispielsweise lohnen, wenn die Pflanze fast vertrocknet ist, Frostschäden erlitten hat oder durch äußere Einwirkung geknickt und verletzt wurde. Viele Pflanzen erleiden auch beim Umtopfen oder wenn sie an einen neuen Standort kommen eine Art Schock. Sie können dem mit Rescue oder Star of Bethlehem vor-beugen. Zusätzlich eignet sich Walnut, weil es der Pflanze die Umstel-lung erleichtert.

Ein sehr hilfreiches Bach-Blüten-Mittel für Pflanzen ist Crab Apple. Sie können es immer dann anwenden, wenn die Pflanze von Parasiten oder Ungeziefer befallen ist. Diese Blütenessenz wirkt reinigend und fördert die natürlichen Widerstandskräfte. Und noch ein weiterer Tipp: Erfahrene Hobbygärtner empfehlen eine Mischung aus den Bach-Blü-ten Olive, Vine und Wild Oat, um einen ausgelaugten Boden zu kräfti-gen. Für die Verabreichung ist es am einfachsten, wenn Sie zehn Trop-fen der vorbereiteten Bach-Blüten-Mischung in das Gießwasser geben. Sie können auch zwei Tropfen der Mischung mit einem Esslöffel Was-ser verabreichen. Dieses Verfahren ist besonders dann sinnvoll, wenn die Pflanze täglich Blütenessenzen braucht. Sonst besteht leicht die Gefahr des Übergießens.

Außerdem können Sie die Bach-Blüten auch für eine äußerliche Behandlung nutzen. Das ist besonders dann sinnvoll, wenn die Pflanze von Ungeziefer befallen ist. Sprühen Sie einfach die Blätter der erkrankten Pflanze mit der verdünnten Bach-Blüten-Mischung ein. (Herstellung siehe Seite 22 f.).

Für die Häufigkeit und Dauer der Behandlung kann man keine fest-en Regeln aufstellen. Ob nun jeden Tag oder einmal die Woche Bach-Blüten gegeben werden, richtet sich nach dem Zustand der Pflanze und danach, wie häufig sie sonst gegossen wird, es bleibt Ihrer Intuition überlassen. Sie können dabei nichts falsch machen. Eine Überdosie-rung ist nicht möglich, die Essenzen können nur helfen oder nicht, aber nicht schaden.

Das persönliche
Bach-Blüten-Tagebuch

Edward Bach hat seine Blütentherapie vor allem zur Selbstanwendung entwickelt. Anhand einer gründlichen und vor allem ehrlichen Selbstdiagnose kann die passende Blütenmischung herausgefunden werden, und die Tropfen werden in der Regel viermal täglich genommen. Um den Entwicklungsprozess besser beurteilen und fördern zu können, sollten alle wichtigen Voraussetzungen und Veränderungen notiert werden. Dies begünstigt die weitere Auseinandersetzung mit der eigenen Persönlichkeit und macht die Wirkung der Blüten nachvollziehbar. Wenn nach etwa drei Wochen das Einnahmefläschchen aufgebraucht ist und eine neue Mischung zubereitet werden soll, hilft das Tagebuch, die neuen Schwerpunkte zu finden. Zu Beginn des Bach-Blüten-Tagebuchs wird auch die persönliche Ausgangssituation festgehalten, um noch einmal Klarheit über die Ziele der Therapie zu gewinnen, vielleicht stellen Sie dabei schon fest, dass Sie unmögliches von sich selbst erwarten. So sollten Sie bei den störenden Äußerlichkeiten nicht die krumme Nase, O-Beine oder Ähnliches aufführen, das nur durch eine Schönheitsoperation geändert werden kann, wohl aber hektische Bewegungen, einen harten oder verbissenen Gesichtsausdruck oder zu hohes Gewicht. Denn dieses sind äußerliche Merkmale, die sich verändern, wenn jemand ein harmonisches Verhältnis zu sich selbst entwickelt. – Häufig reduziert sich das Gewicht auch ohne eine bewusste Diät, weil sich mit anderen Verhaltensweisen auch das Essverhalten ändert. Gehört das Gewicht zu Ihren Schwachpunkten, sollten Sie es deshalb mit Kiloangabe notieren.

Um einen Zusammenhang zwischen störendem Verhalten und besonders angespannten Situationen feststellen zu können, werden auch besonders stressige Sachlagen festgehalten. Dass diese in den Bereichen Familie und Beruf immer wieder auftauchen, leuchtet jedem ein. Warum auch die Kategorie Hobby aufgeführt ist, der Bereich in dem wir uns entspannen, also vom Stress abschalten wollen, ist vielleicht erläuterungsbedürftig: In der heutigen Freizeitgesellschaft wird das Leistungsprinzip der Arbeitswelt immer stärker in den Bereich der frei zur Verfügung stehenden Zeit übertragen. Viele Menschen treiben Sport, was grundsätzlich gut ist, aber oft mit übertriebenem Ehrgeiz. Sie wollen besser und schneller als ihre Mitstreiter sein, wer schlecht ausgerüstet ist, wird verspottet und schon ist der Stress da. Ähnlichen Neid und Wettbewerb gibt es manchmal auch bei intellektuellen oder kreativen Hobbys.

Stellen Sie sich Ihr persönliches Bach-Blüten-Tagebuch nach den unten aufgeführten Fragestellungen selbst zusammen. Kopieren Sie sich die Vorlage, damit Sie diese bei jeder neuen Anwendung der Blüten wieder verwenden können. Füllen Sie die Seite am besten jeden Abend (die Traumrubrik vielleicht direkt nach dem Ausstehen) aus. Das hat den Vorteil, dass Sie sich noch an alles erinnern, und den positiven Effekt, dass Sie den Tag auf diese Weise auch gedanklich für sich abschließen.

Ihr persönliches Bach-Blüten-Tagebuch könnte folgende Aufteilung und Fragestellung haben:

Name   **Therapiebeginn**

- Meine Krankheitssymptome:
- Folgende Äußerlichkeiten, die nicht angeboren sind, stören mich an mir selbst:
- Folgendes Verhalten will ich ändern:
- So soll mein Verhalten werden:
- Folgende Leitsätze sollen die Veränderung unterstützen:
- Eingesetzte Bach-Blüten: von – bis
- Folgenden ungewöhnlich ausgeprägten Stresssituationen bin ich im Augenblick ausgesetzt:
- Familie, Partnerschaft, Beruf, Freundeskreis, Hobby.

- Wie fühle ich mich?
- Was habe ich geträumt?
- Was ist mir heute passiert? Was ist mir an mir und anderen aufgefallen?
- Wie haben sich andere mir gegenüber verhalten?
- Welche entspannenden oder unterstützenden Techniken habe ich heute angewandt?
- Wie oft, bzw. wie lange?
- Welche Wirkungen sind mir aufgefallen?

Nachschlagen von A bis Z

Symptomverzeichnis mit den wirksamen Bach-Blüten

Im Folgenden werden Charakterschwächen und Krankheitssymptome in alphabetischer Reihenfolge aufgelistet. Dahinter steht ein Verweis auf die dazu passende Bach-Blüte. Kommen mehrere Blüten infrage, sind auch mehrere aufgezählt. So können schnell die wichtigsten Blüten für akute Schwierigkeiten gefunden werden. Die Stichwörter können nur der schnellen Orientierung dienen. Bevor Sie die Blütenessenz jedoch einnehmen, sollten Sie die ausführliche Beschreibung der Blüte lesen, um noch einmal zu prüfen, ob sie für Ihren Zweck auch die richtige ist. Denn oft sind sich die Probleme auf den ersten Blick so ähnlich, dass leicht Überschneidungen zwischen den einzelnen Blüten vorkommen können.

A

Aberglauben: Aspen
Abgehobenheit: Clematis
Abgelenktheit: Clematis
Abgrenzung der Persönlichkeit: Centaury, Chicory, Holly, Pine, Walnut
Abgrenzungsfähigkeit, mangelnde: Centaury
Abhängigkeit, emotionale: Heather, Red Chestnut
Ablagerungen in Gefäßen und Gelenken: Rock Water
Ablenkbarkeit: Chestnut Bud, Scleranthus, Walnut, Wild Oat
Ablenkung, Streben nach: Agrimony
Ablösungsprozesse: Walnut
Absicherung, übertriebene: Cerato
Abwehrkräfte, schwache: Crab Apple
Aggressivität: Holly, Impatiens, Willow
Akneschübe: Chestnut Bud, Crab Apple, Larch, Walnut
Aktivität, übertriebene: Agrimony
Alkoholkonsum, übertriebener: Agrimony, Clematis

Alleinsein, nicht zu ertragen:
Heather
Allergien: Crab Apple, Impatiens,
Beech, Holly
Alltagsflucht: Agrimony
Alpträume: Aspen, Mimulus, Pine,
Rock Rose, Star of Bethlehem,
White Chestnut
Angrifflust: Holly
*Angst auf Grund von Vorahnung
en:* Aspen
Angst mit genauer Ursache:
Mimulus
Angst ohne Ursache: Aspen
Angst um andere Menschen: Red
Chestnut
Angst vor Ablehnung: Centaury
Angst vor Ansteckung: Crab Apple
Angst vor dem Versagen: Larch
Angst vor Dunkelheit: Aspen
*Angst vor eigenen fürchterlichen
Handlungen:* Cherry Plum
Angst vor Kleinigkeiten: Mimulus
Angst vor Kontrollverlust: Cherry
Plum
Angst vor Nähe und Intimität:
Water Violet
Angst vor Schmutz: Crab Apple
Angst vor unangenehmen Gefühlen:
Agrimony
Angst, akute und irrationale: Rock
Rose
*Angst, die eigenen Bedürfnisse
durchzusetzen auf Grund von Min-
derwertigkeitsgefühlen:* Larch

Angst, etwas zu verpassen:
Impatiens
Anhänglichkeit: Heather
Anpassung: Centaury
Anspannung: Agrimony, Beech,
Vervain, Vine, White Chestnut
*Anspannung auf Grund von
Ungeduld:* Impatiens
Antreiberverhalten: Impatiens
Antriebsarmut: Mustard, Gorse
Antriebslosigkeit: Olive, Wild Rose
Apathie: Olive, Wild Rose
Appetitlosigkeit: Mustard
Arbeitssucht: Agrimony
Arroganz: Beech, Vine, Water
Violet
Askese, übertriebene: Rock Water
Asthma: Rescue Remedy
Atemnot aufgrund von Angst
siehe Stichwort Angst
Aufdringlichkeit: Chicory,
Heather, Vervain
Aufgeschlossenheit, mangelnde:
Wild Rose
Aufmerksamkeit, Erheischen von:
Heather
Aufopferungsdrang: Pine
Augen, brennende oder müde:
Hornbeam
Ausbeutungstrieb: Vine
Ausgelaugtsein: Olive
Ausgenutztwerden: Centaury
Ausweglosigkeit, vorübergehende:
Sweet Chestnut
Autoritäres Verhalten: Vine

B

Bagatellerkrankungen: Oak
Beeinflussbarkeit: Centaury, Cerato
Beeinflussbarkeit, vorübergehende: Walnut
Begeisterung, übertriebene: Vervain
Begriffsstutzigkeit: Chestnut Bud
Beharrlichkeit, übertriebene: Oak
Bekehrungstrieb: Vervain
Belastbarkeit, mangelnde: Olive
Beleidigtsein: Chicory
Berufswechsel: Walnut
Bescheidenheit, falsche: Centaury, Larch
Beschönigen von Situationen: Agrimony
Besitzergreifendes Verhalten: Chicory, Holly
Besserwisserei: Vervain, Vine
Bestätigung, Suche nach: Cerato
Bevormundung: Red Chestnut, Olive
Bindungsangst: Water Violet
Blässe: Wild Rose
Boshaftigkeit: Beech

C

Cholerische Anfälle: Cherry Plum, Holly
Chronische Krankheiten: Star of Bethlehem

D

Dankbarkeit erwarten: Chicory
Darmprobleme: Willow

Demut: Centaury, Pine
Depressionen: Mustard, Sweet Chestnut, Wild Rose, Gentian
Desinteresse, allgemeines: Clematis, Honeysuckle, Mustard, Wild Rose
Desinteresse an der Gegenwart: Chestnut Bud
Desinteresse durch Routine: Hornbeam
Diktatorisches Verhalten: Vine
Diskussionsbereitschaft, mangelnde: Vine
Distanziertheit: Water Violet
Disziplin, übertriebene: Rock Water, Vine
Dominanz: Vine
Dogmatismus ausüben: Rock Water, Vine
Dogmatismus, sich dem unterwerfen: Centaury, Pine
Drogenkonsum: Agrimony, Clematis, Star of Bethlehem
Druck, innerer: Impatiens
Durchhaltewillen, mangelnder: Gentian
Durchhaltewillen, übertriebener: Oak
Durchsetzungstrieb, sehr starker: Vine

E

Egoismus: Chicory, Vine
Egoistische Fürsorge: Chicory
Egozentrik: Heather, Holly
Ehrgeiz, übertriebener: Oak, Rock

Water, Vine

Eifersucht: Chicory, Holly

Eigeninteresse, mangelndes: Red Chestnut

Eigensinn: Oak

Eigenverantwortlichkeit, mangelnde: Willow

Einfühlungsvermögen, mangelnde: Beech

Einmischung aus Ungeduld: Impatiens

Einmischung in persönliche Belange wird nicht geduldet: Water Violet

Einmischung, ständige: Beech

Einsamkeit: Heather, Water Violet

Einschlafprobleme: White Chestnut

Einzelgängertum: Rock Water, Water Violet

Eitelkeit: Heather, Water Violet

Ekel vor Schmutz und Schweiß: Crab Apple

Ekzeme: Crab Apple, Impatiens

Elan, mangelnder: Hornbeam

Engstirnigkeit: Beech

Enthusiasmus, übertriebener: Vervain

Entmutigung: Gentian

Entmutigung aufgrund von Überforderung: Elm

Entscheidungsfreudigkeit, übertriebene: Impatiens

Entscheidungsprobleme auf Grund von Unsicherheit: Cerato

Entschuldigungstick: Pine

Entsetzen: Rock Rose

Entspannung, mangelnde: Oak

Enttäuschung: Gentian

Erinnern, ständiges: Honeysuckle

Erinnerungslücken: Chestnut Bud, Honeysuckle

Erpressung, emotionale: Chicory

Erröten: Mimulus

Erschöpfung: Centaury

Erschöpfung durch Routine: Hornbeam

Erschöpfung, geistige: Olive

Erschöpfung, körperliche: Olive

Erschöpfung, totale: Oak, Olive

Esoterik, Hang zu: Aspen

Euphorie: Vervain

Existenzangst: Mimulus

F

Fanatismus: Rock Water, Vervain

Fantasie, Flucht in die: Clematis

Fasten, übertriebenes: Crab Apple

Fatalismus: Wild Rose

Fehler, immer die gleichen: Chestnut Bud

Fehler, Überbewertung von: Pine

Feindseligkeit: Willow

Festhalten von lieben Menschen: Chicory

Flexibilität, mangelnde: Oak, Rock Water, Wild Rose

Flexibilität, übermäßige: Scleranthus

Flucht in die Fantasie: Clematis

Flucht vor dem Alleinsein: Agrimony

Fragen, dauerndes: Cerato
Freundlichkeit, übertriebene: Centaury
Frustration: Holly, Wild Oat
Fügsamkei: Centaury
Fürsorge, übertriebene: Chicory, Red Chestnut

G
Geburt: Walnut
Gedächtnis, schlechtes: Clematis
Gedanken, sich im Kreis drehende: White Chestnut
Gedankenlosigkeit: Clematis
Gehetztheit: Agrimony
Geistesträgheit: Hornbeam
Geistige Starrheit: Rock Water
Gelassenheit, mangelnde: Impatiens
Geltungssucht: Heather
Genesung, Erschöpfung nach der: Olive
Genesung, stockende: Gentian
Genusssucht: Agrimony
Geschwätzigkeit: Heather
Geschwindigkeit, hohe und übertriebene: Impatiens
Geschwüre: Willow
Gesichsfarbe, wechselnde: Rock Rose
Gesten, nervöse: Scleranthus
Gewissen, schlechtes: Pine
Gewissenhaftigkeit, übertriebene: Pine
Gewohnheiten, schwierige Trennung von: Walnut
Gleichgewichtsprobleme: Scleranthus

Gleichgültigkeit: Wild Rose
Gleichgültigkeit gegenüber der Realität: Clematis
Glorifizierung der Vergangenheit: Honeysuckle
Gluckensyndrom: Chicory
Gnadenlosigkeit sich und anderen gegenüber: Rock Water
Grausamkeit: Vine
Groll: Willow
Größenwahn: Vine
Gutmütigkeit, übertriebene: Centaury

H
Haltungsschäden: Larch
Häme: Willow
Harmoniebedürfnis, übertriebenes: Agrimony
Härte gegen andere: Beech, Holly, Vine
Härte gegen sich selbst: Oak, Rock Water
Hassgefühle: Holly
Haustyrann: Vine
Hautprobleme: Crab Apple, Impatiens, Scleranthus
Heimweh: Honeysuckle
Heirat: Walnut
Hektik: Impatiens, Vervain
Hemmungen: Larch, Water Violet
Herablassendes Verhalten: Water Violet
Herrschsucht: Vine
Herzrasen: Rock Rose

Heuschnupfen: Beech
(s. auch Allergien)
Hilflosigkeit, vorübergehende:
Sweet Chestnut
Hilfsbedürftigkeit: Willow
Hilfsbereitschaft, eigennützige:
Chicory
Hilfsbereitschaft, übertriebene:
Centaury, Chicory, Red Chestnut
Hoffnungslosigkeit: Gorse
Hoffnungslosigkeit, vorübergehende:
Sweet Chestnut
Horrorgefühle: Rock Rose
Hygiene, übertriebene: Crab Apple
Hyperaktivität: Impatiens
Hysterie: Chicory, Rock Rose
Hysterische Anfälle: Cherry Plum

I
Ideale, übertriebene: Rock Water,
Vervain
Impulsivität: Impatiens,
Vervain
Infekte, häufige: Crab Apple
Informationshunger: Cerato
Inkosequenz: Scleranthus, Wild
Oat
Instabilität: Scleranthus
Interesselosigkeit: Olive
Intoleranz: Beech
Introvertiertheit: Mustard, Water
Violet
Irritation wegen Kleinigkeiten:
Beech
Isolation: Beech

Isolation aufgrund von Ungeduld:
Impatiens
Isolation, selbstgewählte: Clematis,
Water Violet
Isolationsgefühl: Mustard, Vervain
Isolationsgefühl, vorübergehendes:
Sweet Chestnut

J
Jähzorn: Impatiens
Juckreiz: Crab Apple, Impatiens

K
Kalte Hände/Füße: Clematis
Kleingläubigkeit: Gentian
Kleinlichkeit: Beech
Klimakterium: Mustard, Walnut
Kommunikationsbedürfnis,
übermäßiges: Heather
Kompromisslosigkeit: Oak
Konflikte, unterdrückte: Agrimony
Konfuses Verhalten: Rock Rose
Konsumzwang: Agrimony
Kontaktbedürfnis: Chicory, Heather
Kontaktschwierigkeiten: Water
Violet
Konzentrationsmangel: Chestnut
Bud, Clematis, Elm, Olive,
Scleranthus, Wild Oat
Konzentrationsmangel aufgrund
kreisender Gedanken: White
Chestnut
Kopflastigkeit: Hornbeam, Rock
Water, Vine, Water Violet, White
Chestnut

Kopflosigkeit siehe Panik
Kopfschmerzen: Elm, Oak, White Chestnut
Kraftlosigkeit: Olive
Kraftlosigkeit aufgrund von Überforderung: Elm
Kraftverschwendung: Wild Oat
Krämpfe: Agrimony
Krankheiten, periodisch wiederkehrende: Chestnut Bud
Kreativitätsmangel: Hornbeam
Krisen: Walnut
Kritikfähigkeit, mangelnde: Agrimony
Kritiksucht: Beech
Kummer, verborgener: Agrimony
Kurzschluss: Rescue Remedy

L
Labilität: Scleranthus
Lampenfieber: Mimulus
Langeweile: Hornbeam, Wild Oat, Wild Rose
Launen, wechselnde: Scleranthus
Leere, innere: Sweet Chestnut, Wild Rose
Leichtgläubigkeit: Cerato
Lernschwierigkeiten: Chestnut Bud
Lustlosigkeit: Olive
Lustlosigkeit aufgrund von Überforderung: Elm
Lustlosigkeit durch Routine: Hornbeam
Lustlosigkeit, allgemeine: Olive, Wild Rose

M
Macho-Verhalten: Vine
Machtlosigkeit, Gefühl der: Willow
Machtstreben: Vine
Magenprobleme: Willow
Märtyrerverhalten: Chicory
Masochismus: Pine
Mattigkeit: Wild Rose
Mattigkeit aufgrund kreisender Gedanken: White Chestnut
Meckerei: Beech
Medienkonsum, übertriebener: Agrimony
Melancholie, vorübergehende: Mustard
Menstruationsbeschwerden: Rock Water
Midlife crisis: Mustard, Walnut
Miesmacher: Willow
Migräneanfälle: Chestnut Bud, Olive
Minderwertigkeitsgefühle: Larch, Pine
Misserfolge aller Art: Gentian
Missgunst: Willow
Missionarisches Verhalten: Vervain
Misstrauen: Holly
Mitleidslosigkeit: Vine
Monologisieren: Heather
Moral, übertriebene: Beech, Crab Apple
Motivationslosigkeit: Wild Rose
Motivationsmangel: Gorse
Müdigkeit aufgrund kreisender Gedanken: White Chestnut

Müdigkeit aufgrund von Überforderung: Elm
Müdigkeit, andauernde: Olive
Müdigkeit, innere: Gorse
Müdigkeit, plötzliche: Centaury
Mutlosigkeit: Wild Rose
Mutlosigkeit aufgrund von Minderwertigkeitsgefühlen: Larch
Mutlosigkeit aufgrund von Überforderung: Elm
Mutlosigkeit, vorübergehende: Sweet Chestnut

N

Nachahmungstrieb: Cerato
Nachgiebigkeit, übermäßige: Centaury
Nachtragendes Verhalten: Chicory, Willow
Nägelkauen: Cherry Plum
Naivität: Cerato, Chestnut Bud
Neid: Holly, Willow
Nervenkrisen: Scleranthus
Nervosität: Agrimony, Mimulus, Vervain
Nervosität aufgrund von Angst siehe Angst
Nervosität aufgrund von Ungeduld: Impatiens
Niedergeschlagenheit aufgrund von Überlastung: Oak
Niedergeschlagenheit: Mustard
Nierensteine: Rock Water
Nörgelei: Willow

Nostalgie: Honeysuckle
Notfälle: Rescue Remedy

O

Oberflächlichkeit: Agrimony
Oberflächlichkeit aufgrund von Ungeduld: Impatiens
Ohnmacht: Star of Bethlehem, Aspen
Ohnmachtsneigung: Clematis, Rock Rose
Okkultismus, Hang zum: Aspen
Opfergefühl: Willow
Opferbereitschaft: Centaury
Ordnungsliebe, übertriebene: Crab Apple
Organisationsstreben: Chicory
Orientierungslosigkeit, plötzliche: Rock Rose

P

Panik: Rock Rose
Passivität: Centaury, Gorse, Larch, Wild Rose
Pedanterie: Beech, Crab Apple
Perfektionismus: Pine, Rock Water
Perspektivlosigkeit, vorübergehende: Sweet Chestnut
Pessimismus: Gentia, Red Chestnut
Pessimismus bezüglich der eigenen Fähigkeiten: Larch
Pflichtbesessenheit: Oak
Phlegma: Wild Rose
Phobien: Mimulus
Pickel: Crab Apple, Impatiens

Prinzipienreiterei: Crab Apple, Rock Water

Problem, den letzten Schritt zur Umsetzung einer Entscheidung zu machen: Walnut

Prüfungsangst: Elm

Prüfungsangst aufgrund von Minderwertigkeitsgefühlen: Larch

Pubertät: Walnut

Putzfimmel: Crab Apple

R

Rachebedürfnis: Holly

Rastlosigkeit: Agrimony, Impatiens

Ratlosigkeit: Cerato

Realitätssinn, mangelnder: Clematis

Realitätsverlust: Agrimony

Rechthaberei: Beech, Vine

Reisekrankheit: Scleranthus

Reizbarkeit: Impatiens

Reizbarkeit aufgrund von Überforderung: Elm

Reserviertheit: Water Violet

Resignation: Gorse, Wild Rose

Rheuma: Rock Water, Willow

Rigidität: Rock Water

Risikobereitschaft, übertriebene: Vervain

Risikoscheu: Gentian

Routine, ermüdende: Hornbeam

Rückenprobleme: Larch

Rückschläge aller Art: Gentian

Rücksichtslosigkeit: Vine

Ruhelosigkeit: Scleranthus

S

Sauberkeitswahn: Crab Apple

Schadenfreude: Holly, Willow

Schamgefühle: Pine

Scheidung: Walnut

Schicksalsergebenheit: Wild Rose

Schicksalshader: Willow

Schicksalsschläge, mehrere hintereinander: Olive

Schlafbedürfnis, übermäßiges: Clematis, Olive

Schlaffheit, allgemeine: Wild Rose

Schlaflosigkeit: Agrimony, Vervain

Schlafprobleme aufgrund kreisender Gedanken: White Chestnut

Schlafprobleme aufgrund von Überforderung: Elm

Schlafprobleme durch Erschöpfung: Olive

Schlafprobleme, insbesondere plötzliches Hochschrecken: Rock Rose

Schlafwandeln: Aspen

Schock: Star of Bethlehem

Schreck: Star of Bethlehem

Schüchternheit: Centaury, Mimulus, Water Violet

Schuldgefühle: Pine

Schuldzuweisung an andere: Holly, Willow

Schusseligkeit: Clematis, Impatiens, Scleranthus, White Chestnut

Schwäche, plötzliche: Centaury

Schweigsamkeit: Water Violet

Schweißausbrüche aufgrund von Angst siehe Stichwort Angst

Schwermutsanfälle: Mustard
Seelischer Stau: Cherry Plum
Selbstanklagen: Pine
Selbstaufgabe: Centaury
Selbstaufopferung: Centaury, Chicory
Selbstbeherrschung, mangelnde: Cherry Plum
Selbstbeherrschung, übertriebene: Agrimony, Oak, Rock Water
Selbstbeschuldigung: Pine
Selbstbewusstsein, mangelndes: Centaury, Larch, Pine
Selbstbezogenheit, übertriebene: Heather
Selbstdisziplin, übertriebene: Rock Water
Selbsthass: Crab Apple
Selbstlosigkeit, übertriebene: Centaury, Red Chestnut
Selbstmitleid: Chicory
Selbstmordgedanken: Cherry Plum
Selbstsucht: Chicory
Selbstüberforderung: Oak
Selbstverleugnung: Agrimony, Centaury, Rock Water
Selbstvertrauen, mangelndes: Cerato, Heather, Larch
Selbstzweifel: Cerato, Gentian, Pine
Selbstzweifel aufgrund von Minderwertigkeitsgefühlen: Larch
Selbstzweifel aufgrund von Überforderung: Elm
Sensibilität, übermäßige: Elm

Sentimentalität, vorübergehende: Walnut
Servilität: Centaury
Sexuelle Probleme: Crab Apple, Pine
Sinnzweifel: Gorse
Skepsis, übertriebene: Gentian
Sorgen um andere Menschen, übertriebene: Red Chestnut
Sorglosigkeit: Chestnut Bud
Spielverderber: Willow
Spiritualität, verbissene: Rock Water
Sprachprobleme: Larch
Sprachschwierigkeiten aufgrund von Angst siehe Angst
Sprachversagen: Rock Rose
Starrheit im Denken: Beech
Steifheit im Oberkörper: Beech
Stimme, sehr leise: Larch
Stimmungsschwankungen: Scleranthus
Stolz: Beech, Heather, Water Violet
Stottern: Rock Rose
Streitlust: Vine
Stress: Impatiens, Oak, Rock Water
Suchtverhalten: Agrimony
Sündenbocksyndrom: Pine

T

Tagträume: Clematis
Taktieren: Chicory
Talente, nicht ausgeschöpfte: Wild Oat
Tatenlosigkeit: Gorse

Teilnahmslosigkeit: Clematis
Teilnahmslosigkeit, allgemeine:
Wild Rose
Temperamentsausbrüche: Holly
Terror, innerer: Rock Rose
Therapieresistenz: Chestnut Bud,
Wild Rose
Trauer: Mustard
Trauern um verpasste Gelegenheiten
oder unerfüllte Wunschträume:
Honeysuckle
Trauma: Star of Bethlehem
Träume, immer dieselben: Star of
Bethlehem
Träumerei: Clematis
Traurigkeit: Mustard, Star of
Bethlehem
Trennung: Walnut
Trotz: Willow
Tyrannisieren anderer: Vine

U
Übelkeit aufgrund von Angst siehe
Angst
Überaktivität des Gehirns: White
Chestnut
Überängstlichkeit: Red Chestnut
Überarbeitung: Impatiens, Oak,
Rock Water, Vervain
Übereifer: Oak, Vervain
Überempfindlichkeit: Agrimony
Überempfindlichkeiten,
verschiedene: Mimulus
Überforderung: Elm
Überforderung, andauernde: Oak

Überheblichkeit: Vine, Water Violet
Überlastung: Centaury, Elm, Olive
Überlastung, vorübergehende: Sweet
Chestnut
Überlegenheitsgefühl: Water Violet
Übermuttersyndrom: Chicory
Überschwänglichkeit: Vervain
Übertreibungen: Heather
Umzug: Walnut
Unabhängigkeitsbedürfnis:
Impatiens
Unaufmerksamkeit: Chestnut Bud,
Clematis
Unaufmerksamkeit aufgrund krei-
sender Gedanken: White Chestnut
Unausgeglichenheit: Scleranthus,
Walnut, Wild Oat
Unbelehrbarkeit: Chestnut Bud,
Oak, Willow
Unbeschwertheit, vorgetäuschte:
Agrimony
Unbeständigkeit: Wild Oat
Undankbarkeit: Willow
Uneigennützigkeit, übertriebene:
Centaury
Unentschiedenheit: Scleranthus
Unfähigkeit, Trost anzunehmen:
Star of Bethlehem
Unfreundlichkeit: Heather
Ungeduld: Holly, Impatiens
Ungerechte Behandlung, Gefühl der:
Willow
Unmündigkeit: Cerato
Unnachgiebigkeit: Beech, Oak, Vine
Unnachsichtigkeit: Beech

Unnahbarkeit: Water Violet
Unreinheitsgefühl: Crab Apple
Unruhe, innere: Impatiens
Unschlüssigkeit: Scleranthus
Unschlüssigkeit, vorübergehende:
Walnut
Unsicherheit: Heather
Unsicherheit über Ziele: Wild Oat
Unsicherheit, allgemeine:
Scleranthus
Unterdrücken von Gefühlen: Cherry
Plum
Unterdrückung anderer: Vine
*Unterdrückung emotionaler und
physischer Bedürfnisse:* Rock Water
Unterlegenheitsgefühl: Larch
Unternehmungslust, mangelnde:
Wild Rose
Unterordnung/Unterwürfigkeit:
Centaury
Unversöhnlichkeit: Willow
Unvorsichtigkeit: Clematis, Impatiens, Scleranthus, White Chestnut
Unzufriedenheit: Holly, Hornbeam,
Wild Oat, Willow
*Unzugänglichkeit aufgrund von
Niedergeschlagenheit:* Mustard
Unzuverlässigkeit: Scleranthus,
Wild Oat

V
Veränderung der Lebenssituation:
Walnut
Veränderungen, stockende: Star of
Bethlehem

*Verantwortungsbewusstsein,
übertriebenes:* Oak
Verbissenheit: Oak, Vervain
Verbitterung: Willow
Verdächtigungswahn: Holly
Verdauungsprobleme: Beech
Verdrängung von Konflikten:
Agrimony
*Vergangenheit, Festhalten und
Leben in der:* Honeysuckle
*Vergangenheit, vorübergehende
intensive Beschäftigung damit:*
Walnut
Vergesslichkeit: Clematis
Verklärung der Vergangenheit:
Honeysuckle
Verkrampftheit: Rock Water
Verletzlichkeit, übermäßige: Holly
Verlorenheitsgefühl: Sweet Chestnut
*Verlust, nicht Hinwegkommen
über einen:* Honeysuckle
Verlustängste: Chicory
Vermeidung von Festlegungen:
Wild Oat
Verrücktwerden, Angst vorm:
Cherry Plum
Verschlossenheit: Water Violet
Verspannungen: Cherry Plum
*Verspannungen im Schulter-
Nacken-Bereich:* Oak
Verständnislosigkeit: Beech
Verträumtheit: Clematis
*Verunsicherung durch andere
Ansichten:* Cerato
Verzweiflung: Pine

Verzweiflung aufgrund von Überforderung: Elm
Verzweiflung aufgrund von Überlastung: Oak
Verzweiflung, tiefe: Star of Bethlehem
Verzweiflung, vorübergehende: weet Chestnut
Vitalität, mangelnde: Clematis, Oak, Olive, Wild Rose
Vollkommenheit, Streben nach: Rock Water
Vorahnungen: Agrimony
Voreiligkeit: Impatiens
Vorsätze, starre: Rock Water
Vorsicht, übertriebene: Red Chestnut
Vorurteile: Holly

W

Wankelmut: Cerato, Scleranthus
Wankelmut, vorübergehender: Walnut
Waschzwang: Crab Apple
Wechselhaftigkeit: Scleranthus, Wild Oat
Wechseljahre: Mustard, Walnut
Wehmut: Honeysuckle
Weinkrämpfe: Cherry Plum
Weltschmerz: Mustard
Weltverbesserer: Rock Water, Vervain, Vine
Wiederholung (von Fehlern): Chestnut Bud
Willenskraft, mangelnde: Centaury

Wut: Holly
Wut über Ungerechtigkeiten: Vervain
Wut, unterdrückte: Willow
Wutanfälle: Cherry Plum
Wutanfälle aufgrund von Ungeduld: Impatiens

Z

Zähneknirschen: Oak
Zappeligkeit: Impatiens
Zerrissenheit, innere: Scleranthus
Zerstörungswut: Cherry Plum, Holly
Zerstreutheit: Chestnut Bud, Clematis
Ziele, unklare: Wild Oat
Zigarettenkonsum, übertriebener: Agrimony
Zittern aufgrund von Angst siehe Angst
Zögerndes Verhalten: Larch
Zögerndes Verhalten, untypisches: Walnut
Zorn: Holly
Zurückhaltung: Agrimony, Mimulus, Walter Violet
Zurücksetzung, Gefühl der: Holly
Zurücktreten zu Gunsten anderer: Pine
Zwangsvorstellungen: Aspen, Cherry Plum
Zweifel allgemeiner Art: Gentian
Zynismus: Beech, Gentian, Water Violet

Fachliche Beratung und Adressen

Das Institut für Bach-Blüten-Therapie, Forschung und Lehre in Hamburg führt Ausbildungsprogramme für Fachbehandler und Bach-Blütenseminare für alle durch. Die Angebote reichen von Einführungs- über Vertiefungs- bis zu Spezialkursen. Das Institut verschickt gegen Einsendung von 3,– DM in Briefmarken das aktuelle Seminarprogramm, einen Leporello mit einer Kurzdarstellung aller Bach-Blüten und ein Faltblatt mit Büchern zum Thema sowie auf Anfrage eine Behandlerliste der gewünschten Region in Deutschland.

Adressen in Deutschland:
Institut für Bach-Blüten-Therapie
Forschung und Lehre
Mechthild Scheffer GmbH
Lippmannstraße 57
D-22769 Hamburg
Tel.: 0 40/43 25 77 10
Fax: 0 40/43 52 53

In Österreich:
Institut für Bach-Blüten-Therapie
Forschung und Lehre
Mechthild Scheffer GmbH
Seidengasse 32/1
A-1040 Wien
Tel.: 02 22/5 26 56 51-0
Fax: 02 22/5 26 56 51/15

In der Schweiz:
Institut für Bach-Blüten-Therapie
Forschung und Lehre
Mechthild Scheffer AG
Mainaustraße 15
CH-8034 Zürich
Tel.: 01/3 82 33 14
Fax: 01/3 82 33 19

Sie können sich auch an die verschiedenen Berufs- und Fachverbände der Heilpraktiker in den einzelnen Ländern wenden. Dort erhalten Sie weitere Adressen.